笠井奈津子

甘い物は脳に悪い

すぐに成果が出る食の新常識

幻冬舎新書
229

はじめに

「甘い物は脳に悪い」というタイトルをみて、この本を手にとった読者の方は、「疲れたなぁ。甘い物でも食べて、リフレッシュしようかな」と思って、お菓子などに手を伸ばすことが多いのではないでしょうか。

ですが、ここで一度じっくり思い出してみてください。

そのあと、仕事ははかどりましたか？

サクサクと順調に終わらせることができましたか？

おそらく、甘い物を食べている最中はテンションが上がって、元気が出た気がしたけれど、食べ終わってしばらくすると急に眠くなったりして、食べる前よりも集中力が続かなくなった方が大多数なのではないかと思います。

これには理由があります。

甘い物を食べることにより、体内では急激に血糖値が上がります。それで一時的に疲れがとれたような気分になり、頭もすっきりしたと勘違いしてしまうのです。

問題は、そのあとです。

急に血糖値が上がると身体《からだ》にとって負担になるので、血糖値を抑えるために膵臓《すいぞう》が大量のインスリンを分泌します。膵臓としては、急に血糖値が上がったので、「早く下げなくては!」というプレッシャーのもと、通常よりも多くのインスリンを分泌します。

したがって、血糖値は急激に下がることになります。

その結果、甘い物を食べる前よりも、血糖値が下がってしまい、集中力が続かなくなるばかりか、よけいに疲れを感じ、けだるくなってしまうのです。

これでは本末転倒だと思いませんか?

しかしながら、〝刷り込み〟とは怖いもので、「甘い物でリフレッシュできるはず」と思い込んでいるからか、何十年も働いてきた部長クラスのビジネスマンですら、「疲れたから甘い物でも……」と、部下にお菓子を差し出したりすることがあるから驚きです。

では、仕事で疲れて、気分転換したいときには何を食べればいいのか。

その答えはズバリ、たんぱく質を多く含んだ食品です。

たとえば会社で仕事をしていて、「疲れた……」「小腹がすいた。何か軽く食べたい」と思ってコンビニに足を運ぼうと思うのであれば、「ゆで卵」「温泉卵」「冷ややっこセット」「サラダ＋たんぱく質（鶏肉、卵、シーチキンなど）」「干した魚介類のおつまみ」「枝豆」（ビールが飲みたくなるかもしれませんが、そこは我慢して……）などの購入をおすすめします。そうすれば、気分転換のあとの仕事がはかどるだけでなく、身体にとっても非常にいい。しかも甘い物に比べて太る心配もありませんから、一石三鳥になるのです。

私は栄養士として、経営者セミナーなどで食事指導を行い、出席していただいた経営者の方々の食事記録をとっています。拝見した食事記録は７０００通りをくだらないと思いますが、エネルギッシュに活動し、ビジネスに成功している経営者はみな、良質のたんぱく質をたっぷりと、とっているのです。

私は一方で、心療内科クリニック併設の研究所で一対一の食事カウンセラーをしています。あるとき、「やる気が何カ月も出ないし、うつかもしれない」という30代男性がカウンセリングを受けに来ました。食事記録というのは、クライアントにつけていただく毎日の食事内容の記録のことですが、私が勤務する研究所では、うつ症状などの治療に食生活の面からもアプローチしており、その記録をもとに、食事指導のカウンセリングを行っています。

その男性の食事記録を見ると、朝食、昼食、夕食の記録欄に、「肉まん」「カレーライス」「ラーメン」の3つが毎日の定番ご飯といわんばかりに、ずらりと並んでいました。そして私は、「やる気が出ない原因は食事だ！」と一目でわかりました。

そこで私は、炭水化物、つまり糖質中心の食事ではなく、たんぱく質を中心に、野菜を補う食事をするようにアドバイスをしました。それから定期的に来ていただき、食事指導を行っていったのですが、2週間もしないうちに、その男性は「毎日の食事が与える影響の大きさに驚きました」と、みるみる元気になっていきました。

このような「うつ症状」とまではいかないまでも、ハードに働くビジネスマンのなかには、「疲れがとれない」「気持ちが落ち込みがち」「集中力がつづかない」「偏頭痛がする」「睡眠の質が悪い」「あまり食べていないのに太る」等々、「病院に通うほどではないにせよ、ベストな状態とはほど遠い」という方も多いのではないでしょうか。

そういったクライアントの食事記録をみていると、食べる物が炭水化物などの糖質に偏っていて、良質なたんぱく質や野菜が欠けているケースがほとんどです。

もちろん、「忙しくて栄養のある料理なんて、つくる時間がない」「妻はいるけど共働きだから、出されたものを黙って食べるしかない」という方も多いと思います。

ですが、食事は毎日のことです。一人暮らしで自炊する時間がないという方でも、外食やコンビニ食だけで、十分に食生活を改善することはできます。おおげさに考える必要はまったくないのです。

もうひとつ、女性で勘違いしている人が多い、食事の例をお話ししておきます。よく

セミナーで、

「どんな食事が健康的だと思いますか？」

と聞くと、

「野菜をたくさんとること！」

と答える女性が大多数です。実際、身体によいからと、お肉やお魚を減らして、野菜中心の食事をとっている人は少なくありません。

しかしながら野菜の主な働きは、身体をつくる〝素《もと》〟に働きかけることです。その〝素〟となるたんぱく質が不足していては、せっかく取り入れた野菜もサポートする対象がないため、〝もったいない〟結果となるのです。

食事は身体をつくるだけではありません。

脳も食べ物がエンジンとなって働いているわけですから、食べる物で、脳のパフォーマンスは大きく変わります。欠けている栄養を補い、過剰なものを削るだけで、脳の力をフルに発揮することができるのです。

何を食べると、どのように脳のパフォーマンスが上がり、また下がるのかについては本書で詳しくお話ししていきますが、食べ物は、身体だけでなく脳にも大きく影響するという意識をもっている人は、とても少ないように思います。

冒頭の「疲れたときの甘い物はＮＧ」というエピソードを私が講演などでお話しすると、「ええ、逆かと思っていました！」という声をよく聞きますが、本書ではそういった食にまつわる意外なエピソードをふんだんに盛り込みながら、みなさんが進んで食生活を変えたくなるようなお話をしていきたいと思っています。

食事を見つめ直し、食生活を改善することが、読者のみなさんにとってよりよい人生を切り開く一助になればと、心から願っています。

甘い物は脳に悪い／目次

はじめに 3

第一章　食生活が悪いのは、あなたのせいではない 17

コンビニの普及で食べる物に困ることはなくなった 18
身体の不調を訴える子どもが急増したのはなぜか 19
ゼロカロリーだから太らないわけではない 22
欧米風の食事でスタミナがつくと思い込んでいるのはなぜか 24
日本人は慢性的にカルシウムが不足している 26
食べ物を味わって食べていますか？ 30
好物を食べても身体が喜ぶわけではない 32
味覚が鈍感な人が増えている 35
まずい料理の大罪 37
味覚は幼いころの「満たされない思い」に左右される 39
食の常識は自分でつくる 42

第二章　仕事ができる人は朝からこんなに食べている！　45

子どもに合わせた食で、大人の健康が蝕まれている　46
食べなければ痩せられない　48
仕事ができる人はこんなに食べている！　50
市販の野菜ジュースは投資効果ゼロ!?　57
「地味飯」をつづけると必ずはまる！　60
朝に食欲がない人には理由がある　63
朝食にとってほしいミラクルな食べ物とは　68
最初のひと口がとても重要　70
すべての道は朝食から始まる　72

第三章　前向き思考・集中力・決断力は食事で決まる　75

仕事ができる人は影響力がある　76
うつ症状は食事で治る！　79

たんぱく質不足と、うつの増加は一致している 82
前向きな人は良質のたんぱく質を多くとっている 84
集中力の低下はストレスにある 87
ストレス対策には生のビタミンCを！ 89
疲れたりストレスがたまったときに、甘い物を食べるのはNG！ 91
人は決断なしには生きていけない 93
血糖値を急激に上げる食品には注意 94
考えがまとまらないときには鉄分をとろう！ 97
面倒くさがり屋は4つのお皿をイメージしよう 100
朝食は多く、夕食は少なくとるのが理想 104

第四章 仕事で結果を出す人の食事のルール 107

食事の基本ルールは一生モノ 108
風邪をひいたら栄養不足を疑う 109
疲れがとれなかったら、食事を見直すべき 111
栄養補助食品を主食にしない 113
肝臓に負担をかけない食事をめざす 116

遅い時間に夕食をとると、疲れが残る 118
食品添加物は百害あって一利なし 122
疲れた日には胃腸に負担をかけない食事をとる 125
コンビニご飯では何を選ぶべきか 128
塩分を控えられないならカリウムを増やす 131
質のよい油をとると、思考が柔軟になる 134
できる人は例外なく、「よく噛んで食べている」 138
朝の果物は投資効果がとても高い 140
仕事が立て込んでいるときにコーヒーを飲むのはNG 143
スポーツドリンクは仕事の効率を下げる 146
ゼロカロリー飲料は身体に悪い 148

第五章 局所にダイレクトに効く食材の話 153

目の疲れはストレス過多のシグナル 154
冷静に判断したいときはイカやタコ、貝類をとる 159
物忘れがひどい人はレシチンをとるべき 162
自己嫌悪に陥ったら味噌汁を飲む 163

二日酔いは食べ物で治す！ 165
肩こり、腰痛も食事で治る 168
便秘を解消すれば脳の働きはよくなる 172
できる男はセックスも強い 175

終章 食事が人格をつくる 181

海産物や魚介類にもっと目を向けよう 182
意識して食事をすると、舌が肥える 186
食事には人となりが出る 189
仕事ができる人は食を通じて、人格を磨く 191

あとがき 195

編集協力 岡本聖司
図版 美創

第一章　食生活が悪いのは、あなたのせいではない

コンビニの普及で食べる物に困ることはなくなった

みなさんは、「飽食の時代」という言葉を聞いたことがありますか?

この言葉が流行したのは1984年のことで、食料が社会に飽和していることを表現したものでした。お母さんが子どもにご飯粒ひとつ残さずに食べなさいと教えていた時代が終わり、食べ残しを大量に捨てることが当たり前の時代になったことを、こう評したのでしょう。

それから早30年近い歳月が流れました。そして、84年前後に生まれた、それこそ飽食によって育った世代が、これからの日本社会の中心を占めようとしています。

飽食の時代という言葉はすでに死語かもしれませんが、私たちにとって飽食が何を意味しているかという点について、ここで考えてみるのも悪いことではありません。

社会で食料の飽和が起こっているということは、街を歩けばすぐに目につきます。あちこちにコンビニエンスストアや自動販売機、飲食店があり、私たちは何不自由なく食べ物や飲み物を手に入れることができます。

家に帰れば帰ったで、冷蔵庫には食べ物が詰まっているし、レトルトなどの保存食品もストックされているでしょう。

また、会社の事務所でも、デスクを探せば飴やスナック菓子のひとつや2つは出てくるはずです。

現代人は、それが当たり前だと思っていますが、母親や父親の世代に訊くと、その昔は家でも目につくところに食べ物が置かれていることはなかったといいます。

まして会社のデスクに食べ物があるなんてことは、当時のビジネス倫理からいえば言語道断でした。「仕事中に何を食っとるんだ！」と、上司のカミナリが落ちて当然だったのです。

現代とは隔世の感があると思いますが、ことほどさように社会は大きく変化してしまいました。

身体の不調を訴える子どもが急増したのはなぜか

このように、食料の飽和は、私たちがいつでもどこでも食べ物や飲み物を口に入れることができる状態を指しています。

社会という単位で考えると、たしかに豊かさを表しているといえるでしょうが、個人の食事というミクロの視点から眺めると、これほど困ったこともありません。

世の中に次々と新しい食べ物が供給されていくと、私たちは何となくそれを食べてしまいます。「チャージ」とか「ストレス緩和」といったキャッチフレーズに乗せられて、本当に必要なものを入れるべき胃袋に、あまり必要のないものを入れてしまいます。

すると、私たちの胃袋に、本来とるべき量の食事が、本来とるべき時間に入ってきません。

極端な例を引けば、夕食前にお腹がすいて、ついスナック菓子に手を出してしまう子どもと同じようなものです。

子どもは、お母さんが食事の支度を整えたときにはすっかり満腹になってしまい、もう夕食を口にすることができません。結局、お腹は常に満たされているし、カロリーも十分すぎるほど摂取しているにもかかわらず、身体をつくるために必要な栄養素は逆に不足することになるわけです。

私たちの胃袋の容量は、かぎられたものです。無理矢理に食べつづければ胃は大きくなりますが、それでは身体を壊します。一日の消費エネルギーにしても、一般的な仕事に就く成人男性なら、およそ１８００〜２４００キロカロリーにすぎず、それ以上とれば肥満の素です。

そのかぎられた限度の中でいかにバランスよく栄養素を補給するかが重要なはずですが、身の回りにたくさんの食料があり、いつでもどこでもそれを口に入れることができるため、私たちはかえって栄養バランスを崩してしまうのです。

寝覚めが悪いとか、疲労感が抜けないとか、集中力がつづかないといった、現代人に特有の半健康状態の原因のひとつは飽食にあるのではないかともいえそうです。

これを科学的に証明することは困難ですが、思い当たるフシはいくつかあります。

うつ症状を訴えるクライアントの多くは、高脂血症、高血圧、高コレステロールなど、えてして〝食べすぎ〟に起因することが多い内科的疾患を同時に抱えているからです。

たとえば、日常的に身体の不調を訴える子どもや、成人病と診断される子どもが現れたのは90年代以降のことです。

それ以前は、肥満した子どもがいても、病気ではありませんでしたし、総じてみな健康でした。

おそらく両者を分けたのは、栄養のバランスだと思います。つまり、栄養のバランスを崩してしまった子どもの肥満と、栄養のバランスがとれている子どもの肥満との違いです。

食べる物に栄養バランスを欠いていれば、大食と小食に関係なく、健康を害することにつながってしまうのは当然のことです。

ゼロカロリーだから太らないわけではない

低カロリーやノンカロリー食品についても、同様の指摘をしなくてはなりません。

現代は、とかく経済優先ですから、世の中に次々と新しい食べ物を消費してもらうためには、食べても低カロリーであるということを標榜《ひょうぼう》せざるをえません。

飽食の時代がくるまでは、カロリーのない食品の存在など考えられないものでした。カロリーにならないものに、お金を払うような人もいません。当時はまだ、どうすれば人々に必要なだけのカロリーを摂取させることができるかという点に、社会の関心が注がれている時代でした。伝統的な栄養学がカロリー中心に組み立てられたのも、こうした背景があったからでしょう。

それがいまでは、「ノンカロリー」や「ダイエット」を売り物にした食品が目立つようになりました。好きなだけ食べたり飲んだりしても、太らないといいたいわけです。

私たちの多くは、なぜか低カロリーの食品なら食生活に悪い影響を与えないかのように捉えてしまうわけですが、これは落とし穴です。

いくら低カロリーでも、それを摂取すると、ノンカロリー、低カロリーにするために加えた食品添加物によって、酵素の働きが阻害されてしまいます。それによって身体が疲弊することで代謝が落ち、太りやすくなってしまうのです。

肥満した人の中には、たいして食べていないのに痩せないという人がよくいます。そういう人にかぎって、「ノンカロリー」や「ダイエット」の食品を注意深く選んでいるケースが目立ちます。

しかしながら、ノンカロリーだから太らないというのは一種の虚構に過ぎません。成人の肥満のほとんどは、体内のバランスが崩れていることが原因で起こっています。たとえノンカロリーであっても、不要なものを身体に入れる食習慣は肥満をもたらすのです。

また、低カロリーだと思うと、通常のものより多く摂取してしまうケースもあるでしょう。人工甘味料をとりつづけると、甘さに慣れることで甘い物への欲求が高まりやすくなり、結果としてダイエットに向かなくなってしまうのです。

体内のバランスを崩せば、たとえ肥満でなくても、疲れやすくなったり、だるくなったり、よく眠れなくなったり、さまざまな体調不良を起こします。

このように、低カロリー食品やダイエット食品であっても、健康に対するリスクは変わらないのです。

欧米風の食事でスタミナがつくと思い込んでいるのはなぜか

ところで、人間には食性というものがあります。

食性というのは、生物が生きながらえてきた長い歴史の中で、種を維持するために何を食べてきたのかということです。

動物の食性は草食性、肉食性、雑食性に大きく分けられますが、同じ種の動物であっても、地域によって捕食する対象が違うため、それぞれに固有の食性を持っています。

人間も同じことで、穀物を中心に食べてきた民族は、そのための身体と消化吸収の仕組みを備えていますし、肉を中心に食べてきた民族もそうです。また、高地に住む民族と、低地あるいは海辺に住む民族との間でも、食性は違っています。

何を食べてきたのかということが、長い歳月をかけて民族の身体の仕組みをつくっているわけです。

日本人の食性としてよく挙げられるのは、米であり、味噌や醬油に代表される大豆です。長い歴史の中で、たとえば他の民族に比べて長い腸を持つなど、私たちは米や大豆からよく栄養をとることのできる消化吸収システムをつくってきたということです。

ところが、近年この日本人の食性が崩れてきたという指摘があります。戦後になって、欧米風の食生活が日本に移入され、それが急速に広まったからです。

私たちはスタミナ切れを感じたとき、欧米風の食事に手を伸ばす傾向があります。がっつり食べたいときは、たいていの人が、ステーキや揚げ物などを選ぶのではないでしょうか。欧米風の食事はスタミナがつくと思い込んでいるわけです。

その理由は、アメリカが食料市場を開拓するために、戦後の日本で大々的なキャンペーンを行ったからでしょう。その結果、私たちは、すっかりそれがいいものだというふうに刷り込まれてしまいました。子どものころから欧米風の濃い味で育ちますから、地味な和食が好きだという大人は、いつまでたっても少数派です。

日本人は慢性的にカルシウムが不足している

近年は長寿食、美容食として世界でも日本食が認められるようになりましたが、戦後、新しい文化が入ってきたときには「乳製品をとっていないから大きくなれない」「和食は塩分が多いから胃がんになりやすい」などと、従来の和食スタイルを否定するような動きもありました。

たとえば、よく日本人はカルシウムが不足しているといわれますが、こうした認識は、和食に対する誤解を端的に示しています。

たしかに日本は、他の国に比べて、土壌中に含まれるカルシウムが少ないことで知られています。そのため、カルシウム不足を主張する人たちは、日本人は農産物から十分なカルシウムを摂取することができず、カルシウム不足に陥っているといいます。一時期は、子どもたちに落ち着きがないことも、年配者に骨粗鬆症《こつそしょうしょう》が目立つことも、すべてカルシウム不足のせいにするような風潮が生まれたこともありました。

本当にそうだろうかと考えてみると、これは、どうにも腑《ふ》に落ちない話です。私たちのカルシウム不足が土壌に由来するとしたら、日本人は歴史的に常にカルシウム不足でなければなりません。とすれば、江戸時代や明治時代においても、落ち着きのない子どもたちや骨粗鬆症のお年寄りがたくさんいなくてはならないはずです。

ところが、江戸期の文献や明治時代の記録を調べても、そうした子どもやお年寄りの存在は皆目《かいもく》見当たりません。日本に滞在した西洋人の手による記録もありますが、彼らの目に日本の子どもたちが聡明に映り、年配者がみな働き者に見えても、落ち着きがないとか骨が貧弱などと記した個所は一行もありません。

あるお医者さんに聞いた話ですが、明治時代に土葬された日本人を調べると、体格的には現代人に劣るものの、骨は太くてがっしりしていたといいます。当時の全員がそうだったとはいえないでしょうが、これひとつをとっても、日本人のカルシウム不足説は当たらないといえるでしょう。

おそらく、その昔の日本人は、味噌や醤油などの大豆から、十分なカルシウムをとっていたのでしょう。日本人の食性は、その意味においても合理的だったということです。

現在では、日本人のカルシウム不足に対する認識も徐々に改まり、その原因を西洋風の食生活に求める説が有力になっています。

たとえば、骨粗鬆症が起こるメカニズムは、こう考えられています。欧米風の食事に慣れてしまった日本人は、大豆や小魚などを食べつけなくなったため、食事からとるカルシウムが不足します。

また、塩分過多のファストフードや甘いジュースなどをとることによって食塩や糖分を摂取しすぎると、カルシウムが尿と一緒に排泄されやすくなるため、もともと足りていないうえに、さらに奪われていくのです。過度のストレスも、腸におけるカルシウムの吸収を妨げるものになります。

このような理由により血中カルシウムが不足することになりますが、もしその状態を放置すれば生命を維持していくことができません。そこで、副甲状線ホルモンが出て、骨に含まれるカルシウムを溶かし、それを血中に供給します。カルシウムは骨を硬くするために欠かせない材料ですから、それが溶け出てしまえば折れやすくなるわけです。

カルシウム不足の食事をつづけている人が骨粗鬆症になるのは、このような生命維持の作用が働くからであり、日本の土壌や伝統食に原因が求められるものではありません。むしろ伝統的な和食は、それを予防するということです。

それぞれに固有の食性を持つ民族は、身体の健康を保つという意味で、食性に合った食物をとることが大切です。ところが、これは日本人にかぎったことではありませんが、食物の工業化が進み、またボーダーレスな社会になったために、自分たちの食性に合った食物をとることが、いまや困難な時代になってしまいました。

これもまた、飽食のなせる業です。食と健康をこのように考えていくと、飽食の問題は、きわめて根が深いといわざるをえません。

食べ物を味わって食べていますか?

とすれば、私たちはどうすればいいというのでしょうか。

西洋風の味や食感に慣らされた私たちの舌と胃袋を昔のそれに、すっかり巻き戻す手段などあるのでしょうか。

私は、現実問題として、それが可能であるとは思いません。すでに飽食の中で、古き良きお母さんの味は大部分が失われてしまいました。

また、経済も目新しい食品を生み出しつづけていかなければ回転していきません。それが資本主義の常ですから、経済が成長しつづけていくかぎり、世界で行われていた食の棲《す》み分けが崩れていくのは致し方のないことです。

ただし、ひとつ方法があるとすれば、「味わうこと」ではないでしょうか。食事をするときに、自分が口にしているものを、しっかりと味わって、それが自分の身体に及ぼす効果をよく観察することです。

忙しい現代人は、とかく食べ物を味わうことを忘れています。

もちろん、味もわからずに食べている、といっているのではありません。ですが、食事をしっかり味わいながら食べているかといえば、必ずしもそうはいえないと思います。たとえば、長年連れ添っている奥さんの似顔絵をいまここで思い出すままに描いてくださいといわれると、ほとんどの夫はそれを描くことができません。これは男性にかぎったことではなく、記憶を頼りに夫の似顔絵を描いてくださいといわれて、それができる妻もいないはずです。

なぜかといえば、人間の脳というのは、目の前にある物を見たりするときに、いちいち見て認識するという情報処理をしていません。その代わりに、「こんな感じ」という過去の記憶を引っ張り出して、見たということにしてしまいます。もともとが「こんな感じ」というい い加減な記憶ですから、それをもとに似顔絵を描こうとすれば、至難の業といわなくてはなりません。

つぶさに観察するというのは、意外にたいへんな作業です。学校の美術の時間に静物画を描いた経験のある人ならおわかりだと思いますが、目の前にある果物ひとつ描くために、観察にたいへんな時間を要します。日常生活において、いちいちつぶさに見るという情報処理をしていたら、脳にたいへんな負担がかかるため、「こんな感じ」といういい加減な記憶で代替させてしまうわけです。

人間が五感で感じるほとんどのことは、見るときと同じように、過去のいい加減な記憶で代替されています。そういうメカニズムにしておかなければ、歩くときに一歩一歩地面の感触を認識したりしなければならず、人間としてスムーズな生産活動ができなくなるからです。

ただし、脳のこうした認識のメカニズムも、問題がないわけではありません。

たとえば、本当は従来とまったく異なる事象が起こっているにもかかわらず、人はそれを見て、「過去に起こったことと同じだ」と認識しがちです。逆に、過去の記憶にストックされていないことが起こると、「とりあげるに足らない」とか「考えるほどのことはない」と切り捨てて、なかったことにするわけです。

好物を食べても身体が喜ぶわけではない

味覚においても、実は同じメカニズムが働いています。

そのために、人は好きな食べ物を口に入れても、それを本当には味わっていません。

「おいしい」と思うのは、おいしかったというい い加減な過去の記憶を引っ張り出しているだけのことです。

なぜ、私がこのようなことを述べるのかといえば、この「おいしかった」という過去の記憶が、実はあまり当てにならないからです。とくに若い世代の人には、そう指摘することができるのではないでしょうか。

このことは、好物料理というものを考えると、はっきりすると思います。

人にはそれぞれ好物料理があります。なぜそれが好物なのかといえば、おいしく感じるからです。

では、さらに一歩踏み込んで、なぜおいしく感じるのでしょうか。

答えは、その人の身体に不足している栄養素をたくさん含んだ料理だからです。

たとえば、読者のみなさんは、食べた途端に元気になるという経験をしたことはないでしょうか。私はそういうことがよくありますし、比較的に年配の知り合いにも、そういう人がたくさんいます。

わかりやすい例を紹介すると、知人の一人は、手打ちそばやとんかつを食べると疲れが吹き飛ぶし、徹夜明けで目がしょぼしょぼするときにうなぎを食べると、たちまちよく見えるようになるといいます。その知人にはたくさんの好物がありますが、いずれもおいしいと感じるだけでなく、食べると元気になる食べ物ばかりです。

要するに、好物は、その人にとって疲労回復の効率がいい食べ物なのです。

ところが、いまの20代、30代の飽食で育った世代は、ちょっと違った好物の捉え方をしています。

たとえば、それは「はまる食べ物」であったり、「癖になる食べ物」であったりします。元気が出る食べ物というよりは、嗜好《しこう》優先の意味合いが濃く、体調がよくなるということにはあまり結びついていません。逆に、食べると決まって食べ疲れをしたり、身体がだるくなったりする料理でも、好物でよく食べるという人がたくさんいます。

また、若い女性に多い「癒しの食」という感覚も、嗜好の優先度が高いようです。たとえば、ストレス解消や自分へのご褒美といって有名なフレンチやイタリアンを食べに行く人をよく見かけます。フレンチやイタリアンが悪いというわけではないし、友人と楽しく食事をすることは、消化吸収にもいいことです。とはいえ、この場合は、食事というよりも雰囲気を楽しむという意味合いが濃く、それが本当に自分の元気の素になってくれる料理なのかといえば、必ずしもそうではありません。

要するに、若い世代の人に顕著な傾向としては、好物料理と体調がダイレクトに結びついていないのです。

味覚が鈍感な人が増えている

年配世代と若者世代で好物料理に対する意識が異なるのは、若者世代が味の輪郭のくっきりした食べ物を食べつけてきたからではないかと、私は思います。

その代表格は、ファストフードやラーメン、カレーライスといった単品料理でしょう。いずれも、癖になる味のものが多く、若い世代の人たちは、その食べ癖がついてしまっているのです。

これは、けっこう深刻な話です。

なぜなら、「癖になる味」という過去の記憶に味覚が支配されてしまい、自分自身にとって本当の好物がわからなくなっているということだからです。「癖になる味」をおいしいと感じ、それ以外を「ふつうの味」と感じることは、もはや味わうことを放棄するに等しいと思います。なぜなら、それは、10代で形成した味覚の記憶を20代、30代において持ちつづけることだからです。

その結果、本当に身体の調子がよくなる料理や食べ物を食べても、それが過去の「癖になるおいしい感じ」という記憶の範疇《はんちゅう》に当てはまらないため、「本当においしい」とか「これは好物だ」と感じません。本当はおいしいはずの食べ物を口に入れても、過去の記憶が邪魔をして、本当のおいしさに気づかないわけです。

これは、味覚に対する認識の刷り込みであり、舌の感覚の麻痺ともいえるかもしれません。

経験的に見ると、偏食も少なく、自分の身体が求める食材に対する感度の高い人は、こうした食べ癖から卒業することのできた人です。また、そのときどきの自分の体調に応じて、本当に身体の素になる料理を食べることのできる人は、肥満とも無縁で、総じてエネルギッシュである場合がほとんどです。

まずい料理の大罪

食べ癖から卒業する方法は、一度、自分の中に存在する味に対する嗜好を疑ってみることです。そして、いろいろな料理、食材を味わって食べることで、味覚に対する新しい記憶をもう一度つくっていくことです。

少し抽象的な表現ですので、具体例を出しましょう。

たとえば、ある知人は、子どものころから味噌汁をおいしいと思って飲んだことがありません。理由は単純で、母親がつくる味噌汁がまずかったからです。そのため、彼は、20代が終わろうとする年齢まで、味噌汁を伴わない食事、つまり洋食ばかりとっていました。

転機になったのは、旅行だそうです。旅先のひなびた温泉旅館で出された味噌汁を飲んでから、考えがまったく変わりました。それは、田舎ならどこにでもある豆腐と山菜の味噌汁でしたが、彼はそれをものすごくおいしいと感じたのです。それ以来、彼はさまざまな和食の食材についての考えを改めることになります。

たとえば、豆腐です。彼の場合、豆腐といえば、居酒屋でお酒を飲むときにつまむくらいでした。これもまた、おいしいと思って食べたことがありません。

ところが、一口に豆腐といってもいろいろな豆腐があるはずで、自分はまずい豆腐を食べていただけではないかと、ふと思い当たります。値段が高ければいいというわけではないでしょうが、良質の素材でつくった手作り豆腐を買って食べてみると、やはりとてもおいしいわけです。

このようにして、ひとつひとつの料理や食材を味わうことを覚えた結果、彼はいままでの味覚に対する認識がずいぶん間違っていたことを理解していきます。味覚に対する新しい記憶をつくるというのは、こういうことです。

また、いろいろな料理を味わって食べながら、その効果を自分の身体に訊いてみるのもいいことです。そうしていくと、食べると体調がよくなったり、元気が出たりする料理や食材に、必ず出合います。そのときどきの体調によって、身体が欲しがる料理や食材のことが徐々にわかるようになりますし、いままで目にも留めなかった料理や食材の中に、大好物を発見することにもなるのです。

味覚は幼いころの「満たされない思い」に左右される

味覚をとり戻すことができたら、今度は、欠乏の記憶からも自由になりましょう。

欠乏の記憶とは、満たされなかったという強烈な思いです。私たち人間は、必ずといっていいほど、満たされなかったという思いを持っているものです。子どものころ、欲しくて欲しくてしかたなかったものを買ってもらえなかった思い出、友だちがみな持っていたのに自分だけが手に入れられなかった思い出、みなそうです。

記憶の中の欠乏をとり戻そうとする人間ほど、滑稽《こっけい》で悲しいものはありません。

たとえば、お金に苦労した子ども時代を過ごした人が、しっかり者の大人になる例はむしろ少数派だといわれています。お金に執着するあまり、仕事や人間関係に失敗するか、大金を稼ぐことに成功しても、高額商品やギャンブルなどに浪費する傾向が顕著だとされています。

お金のことほど深刻ではないにせよ、食事に対しても、欠乏の記憶は大きな影を落とします。たとえば、甘い物を食べてはいけないと厳しく育てられた人が、一人暮らしを始めたとたんに甘い物ばかり食べるようになって肥満するとか、ファストフードを禁止されて育った人が、大人になってハンバーガーやフライドチキンの偏食をするとか。

こうした欠乏の記憶の問題を考えるとき、私は決まって、ある短編SF小説を思い出します。


硬い肉が食べたいんだと言いだして、嘉七郎《かしちろう》が雅恵《まさえ》を困らせたことがあった。

近頃の肉はどうしてあんなに柔らかいんだ、と言うのである。どうもそういう肉というのは、牛に人工合成の化学飼料を食べさせて、ほとんど運動もさせずに育てたのに違いない。


これは清水義範さんの「嘉七郎の交信」（『黄昏のカーニバル』所収／講談社文庫）という作品の書き出しです。

ご存じかもしれませんが、清水義範さんはパスティーシュ文学というジャンルを切り開いた第一人者です。パスティーシュとは、作風を模写することで、世界の文豪といわれる作家の文体や、その代表作に流れる思想、ストーリーの骨格などをモチーフにして、独自のユーモア世界をつくり上げていく技法のことです。もっとも、ここではこの技法が問題なのではなく、単に書き出しを借りるだけのことですが。

この短編小説は、傘寿《さんじゅ》を目の前にした主人公、嘉七郎が、宇宙人に話しかけられたと言い出したことから始まります。家族たちは、認知症が始まったかと介護の将来不安をうとましく思いますが、そのうちに嘉七郎は「時間が閉じているってことはつまり、宇宙にも果てがあるってことなんだそうだ」と、知るはずのない知識を語り始めます。

現実的な不安が得体の知れない恐怖に変わっていく様子を描いた作品ですが、その書き出しの数行は、まさに嘉七郎が幼かった時代の、欠乏の記憶を表しているように感じます。

理由を述べると興ざめかもしれませんが、この嘉七郎というおじいさんは、子だくさん家族の4番目の子どもで、おそらく服はお下がりに次ぐお下がり、兄や姉の圧制によってひもじい子ども時代を送ったと思われます。それゆえに老齢になるにつれ、かつて満足に食べさせてもらえなかった「硬い肉」に、これほどの執着を感じるのでしょう。

その肉は誰がどう考えたって硬くてまずいはずなのに、嘉七郎の記憶には「それこそが、十分に味わうことのできなかった最高にうまい肉だ」として残っています。嘉七郎という名前の主人公に、硬い肉が食べたいといわせたところで、清水作品に親しんだ読み手ならば、もう噴き出して笑い転げるに違いありません。「それ、あるよね」とわが身を振り返らざるをえなくなるわけです。

食の常識は自分でつくる

この小説の効用は、読んで面白いだけでなく、自分の中に存在する、満たされなかった強い思いを客観的に眺めさせられる点です。そういう思いに気づくと、そこから少し自由になれます。

前進するためには、過去を振り返ってはいけないとよくいわれます。いまの自分が存在するのは、過去の積み重ねです。自分が過去にどうだったかということに囚われていると、いまの自分というのは、明日になっても、10年がたっても、いつまでも過去の自分の延長でしかありません。

とくに私たちは、子どものころにどうだったという記憶に強く拘泥《こうでい》します。

しかし、未来をどう生きるかという問題を解こうとするときに、そんなこだわりは何の肥やしにもなりませんし、もはやどうでもいいはずです。にもかかわらず、それを自分に許していると、過去には考えられなかったように健康な自分とか、考えられなかったようにエネルギーやバイタリティーに満ちた自分には、いつまでたってもなることができません。

食べ物に対しても、同じことがいえると思います。

子どものころの満たされなかった思い出を埋め合わせようとすることは、自分を慰める行為です。もちろん、人一倍健康な人なら慰めることも悪いことではありませんが、健康でもない人が自らを慰めているばかりでは、不健康さを増していくだけのことでしょう。

問題は、欠乏の記憶によってもたらされている食習慣は、本人にはなかなか自覚できないということです。その点については、なぜこれが好きなのだろうかと自問自答して、こだわりの素を解き明かしていくしか方法はありません。ただし、何事もそうですが、最初にひとつ理解できると、それは次々と芋づる式にわかるようになるはずです。

　そのためには、まず、料理や食材をよく味わって新しい味覚の記憶をつくること、そして欠乏の記憶によって生み出されている食習慣を改めること。それが自分の身体と体調に合ったものを選びとれる力となり、すぐに成果が出る食事の第一歩になると私は考えています。

第二章 仕事ができる人は朝からこんなに食べている！

子どもに合わせた食で、大人の健康が蝕まれている

まずは、ちょっと怖いお話から。

朝＝おかゆ、ほうれん草の煮浸し
昼＝うどん、豆腐、ゆでたにんじん
夜＝おかゆ、かぼちゃのスープ

これは、私が食事指導をしている30代主婦の方の、ある一日の食事記録です。3歳の女の子と1歳の男の子のお母さんで、下の子に離乳食を与えるために、毎日このようなメニューがつづきます。

お母さんは、子どもと同じものを食べているのですが、お昼を抜くこともあります。もちろん、このメニューには、大人に必要とされる栄養はほとんどとれていません。

帰宅したご主人も、ここに記された夕食を一緒に食べています。ご主人は、会社のつ

き合いなどがありますから、栄養不良に陥っているわけではありませんが、それにしても必要な栄養がとれているとは思えません。

いろいろな料理が並ぶ豊かな食卓の家庭もあるでしょうが、7000通りの食事記録をとってきた私の経験からいえば、こうした食卓の家庭はけっこう目立ちます。お母さんたちの多くは、調理に手間と時間をかける余裕がなく、できればお鍋ひとつでも、お皿一枚でも多く汚したくないという意識が強くなっていると思います。そのため、食卓がどことなく殺風景になっているのです。

「うちの人、ご飯を朝食べないから、楽なんですよ」

お母さんたちと話していると、ときどきこんな一言が聞こえてきます。なんてことはない一言に聞こえるかもしれませんが、実はこれ、女性の偽らざる本音です。

ご主人が朝、ご飯を食べないでいてくれることが、女性にとっては嬉しいことなのです。

朝は食欲がさっぱりないし、忙しくて食事なんかしていられない、という男性は多いと思います。本当はしっかりと食べた方がいいに決まっているわけですが、奥さんが食べないでいてくれた方が楽だと思っていますから、「朝食をしっかりとらないと身体に毒ですよ」と生活習慣を改めようとするかけ声も意識も生まれようがありません。

とすると、一家の食事は、先の食事記録のような内容がつづいていくことになります。ご主人も奥さんも「それが楽でいいよね」と笑顔で生活しているうちに、家族の健康が徐々に失われていくわけですから、これほど怖いこともないわけです。

すべてはここに紹介したことが原因だというつもりはありません。とはいいつつも、若い世代を中心に、朝食抜きの生活をする人が増えています。私は、朝食をとることは仕事ができることとイコールだと考え、食事指導でもそうお伝えしているのですが、男性も女性も、ピンとくる方は多くはないようです。

同じ世界に生き、同じ空気を吸って、同じものを見ているはずなのに、この暖簾《のれん》に腕押しのやるせない感じはいったいどこからくるのでしょうか。

食べなければ痩せられない

たとえば、あるクライアントが、「そんなに食べていないのに痩せられない」とおっしゃったとします。その理由は、食事する時間のタイミング、たんぱく質不足による代謝の低下、デトックス食材の少なさ……いろいろあります。

太るといわれているビールも、栄養があり、利尿作用が高く、それ単体では太るようなものではありません。ビールと一緒に食べがちな唐揚げやこってりした味のものが太る原因だったりするのです。そして、意外とそんなお酒の席よりも、翌日の食事の方に気を遣うべきなのです。なぜなら、いつもより肝臓に負担がかかっているため、いつもより代謝が低下して、太りやすい体になっているからです。

でも、多くのクライアントは「食べ過ぎているから太る」と思い込んで、ただやみくもに食べる量を減らすことから始めます。ダイエット中の男性には、お昼はそばだけ、という方も多いようですが、それでは痩せられないのです。「そんなに食べていないのに、なぜか痩せないんだよね」という声をよく聞きますが、「食べていないから痩せない」のです。

とくに、良質のたんぱく質は、代謝を上げ、筋肉を落とさないためにも、ダイエットをするうえで欠かせない食材です。お昼にそばをよく食べる方は、卵をトッピングしてほしいですし、野菜が足せるならその方が確実に痩せやすくなるのです。

一時、バナナダイエットがはやりましたが、実践して痩せた女性のケースを私は見たことがありません。なぜならば、もともとヘルシー志向でお肉をあまり食べない女性が、その内の一食を果物だけで済ませたら、ますます太りやすい身体をつくっているようなものだからです。

仕事ができる人はこんなに食べている!

さて、すぐに成果が出る食事を実践し、俗にいう「仕事ができる人」は、どのような考えで食事を捉えているのでしょうか。

仕事ができる人といっても、さまざまなタイプの人がいますので、私がおつき合いしている範囲で何人かの方々に「食生活で意識していること」についてのアンケートをお願いしたところ、次のようなお返事をいただきました。ああだこうだと持論を展開する前に、まずは、それを紹介しましょう。

〈米村敏朗さん・元警視総監（第87代警視総監）〉

日常的に気をつけているといえば、もともと一番好きということもあって、生野菜にしろ温野菜にしろ、野菜類を欠かさずとることです。またキノコ類が大好きでよく食べます。つぎに好きなのは魚介類、とりわけ貝類。以上は家族共通の嗜好ですので、何を食べるかは簡単ですが、それが盛り合わせのような形で出てくると、誰がどれをどれだけ食べるかは時に緻密な協議を要します。

それと朝ご飯はいつもしっかりと食べます。たとえ二日酔いで頭に半鐘がなっていても、必ず食べる。なにしろ朝ご飯が一番おいしい。秋田に単身赴任していたころも、本部長公舎の近くに市場が、それも朝からたっていて（文字どおり猫にマタタビ、私は外国に行っても市場を見るのが一番楽しい）、早朝買い出しに出かけ、なんやかやと買ってきては料理をつくって食べていました。ちなみに料理をつくることは楽しいし、後片づけも、つくりながら片づけてしまい、食べるときはすでに台所は使用前状態。そこでおもむろに東京の家族（つまり妻）に電話をかけて、「朝ご飯は何？」とこちらが聞くと、圧倒的に私の朝食の方がゴージャスでした。ご飯、お味噌汁（とりわけ八郎潟でとれる大粒のシジミ、ジュンサイ、秋のキノコ)、お漬けもの(浅漬けの類は自分でつくる)、焼き魚、大根おろし、サラダ、納豆等々でした。

食に関心のない人間はいないと思いますが、私はかなり高い方ではないかと思います。それと、最後に、家族でよく食事に出かけます。今度はどこへ行こうという話がつきません。

〈Sさん／外資系金融会社勤務〉

量をしっかり食べる。規則正しい時間に食べる。そのときに一番幸福を感じられるものを食べる。

〈Nさん／大手企業代表取締役社長〉

量、バランス、カロリーに気をつける。一日2100キロカロリー目標。

〈Hさん／病院経営〉

ビタミンをとること、大豆たんぱくをとること、砂糖はなるべく入れないこと、動物性脂肪は少なくすることなど、結局は医学的に健康なものを意識している。

〈四竈《しかま》正夫さん／東海大学名誉教授・哲学者〉

①朝昼晩の食事を決まった時間にとる。
②間食しない。
③健康を気にせず、好きなものを好きなだけ飲んだり食べたりする。
④「食べたい！」と体の芯から欲する食べ物は、なるべくその時点で食べる。なぜなら、それはそのときの体にとって最も必要な成分を含んでいるだろうから。
⑤動物の餌のようなファストフードは口にしない。
⑥各国料理に親しむ。いろんな味が体に染み込めば、考え方にも偏りがなくなるだろう。
⑦外食のときは、これはどうやってつくるんだろうと考えながら食べる。
⑧原則として行列している店には入らない。ホンモノの職人ならグルメ本のルポライ

ターなどたたき出すだろうから。
⑨食欲の有無を健康のバロメータにする。
⑩風邪には辛いカレー。エネルギー低下にはうなぎ。疲れたら柑橘類。よく効く。
⑪参考までに、僕の朝昼晩の食事メニュー、一例。
朝……蜂蜜入り紅茶。食パン。バター。カマンベールチーズ。メープルシロップ。ベーコン（ツナ、ソーセージ、牡蠣の燻製《くんせい》オイル漬、オイルサーディン、ゆで卵、蒸し鶏――等、日替わり）。生タマネギのスライス（へなちょこ味のサラダタマネギじゃない）マヨネーズ和え、4分の1個。トマト。キュウリ。レタス。

昼……キスの天ぷらうどん。

晩……ビール。ご飯1～3杯。ダイコンのお味噌汁。野菜炒め。肉（120グラムくらい）ないし魚（煮付け）。必ず、佃煮。お新香。

寝る前……度数の高い泡盛80ミリリットルを熱い牛乳80ミリリットルに入れ、蜂蜜を入れて飲む。だいたい、蜂蜜は一日中飲んでる感じ。

〈Sさん／医師〉

・心地よい人と一緒に楽しく食べる
・食材を味わって食べる
・コンビニ食、ファストフード、お菓子などは控える（こだわりすぎない）
・良質の水をたくさん飲む
・アルコールは控える（ワインなどを愉しむときはトコトン……）

〈Uさん／弁護士〉

なるべく栄養のバランスがよくなるように心がける。昼の外食は定食にして、それでも野菜がとれないときは、自宅で野菜ジュースをつくって補う。

〈Aさん／ライター・編集者〉

まず野菜から食べ始めること。とりあえず野菜で小腹を満たし、それから魚や肉へと進むようにしている。

〈Tさん／米系投資ファンドアナリスト〉

（1） 朝食を抜かない

①食べやすいもの（ヨーグルト、包丁を使う必要がないフルーツ等）を冷蔵庫に常備

②可能であれば早起き（をすると仕事もうまくいく）

（2） 昼食・夕食の合計で、脂質と炭水化物のとり過ぎを控える

①ラーメンを食べるときは前後の食事を野菜中心に

②お菓子を多めに食べるときは白米を少なめに

③コンビニの食材は基本的に買わない（お菓子、飲み物を除く）

④ビールは1杯めだけ

（3） カロリーコントロール

①週1程度は軽い運動をする

②スーツはピッタリめのものを着用し、ウエストの状況を常に把握

（4） ストレスコントロール

①旅行先や特別な食事等では気にせず好きなだけ食べる

②アウトドアの趣味をつくる

市販の野菜ジュースは投資効果ゼロ!?

この9人のみなさんは、大きな仕事をしている人、社会的に成功している人ばかりです。いまもエネルギッシュに活躍なさっていますし、みなさんとても前向きで、健康にも折り紙つきです。

この方々に共通しているのは、まず朝食をしっかりとっていること、次によく食べていることでしょう。しかも、みなさんそれぞれに、食に対するはっきりとした考え方をお持ちです。アンケートの答えを読んでいただければ一目瞭然だと思いますが、食べなければいい仕事ができないという強い意識が文面の底に流れているように感じます。

私が食事指導をしている経営者セミナーの参加者にもいえることですが、一国一城の主で、朝食を食べないという人はまず見当たりません。

実は、朝食を食べるか食べないかというのは、とても大きなポイントです。仕事で一日を闘うための身体の活力は朝食が生みだしているといっても過言ではないからです。

なぜ、朝食がポイントなのか。

ひとつは、朝食が一日にとるべき栄養バランスのバランサーとして、一番うまく働いてくれること。もうひとつは朝食を食べることによって代謝が上がり、頭や身体のエンジンがかかりやすくなりますし、エネルギッシュに活動できる時間も長くなるからです。

たとえば、日中に外回りで忙しいビジネスマンにありがちな光景は、喫茶店のカレーライスやファストフードの丼物で昼食をすますケースだと思います。

朝食をとる習慣がない人は、昼食で量を食べようとするでしょうから、なおさら栄養の偏りは拡大します。夜は夜で、取引先や会社の仲間と飲食する機会が多いでしょうから、野菜不足などでどうしても栄養が偏ってしまいます。

しかし、もし朝食をバランスよくとっていれば、昼食は少なめですむし、夜の会食がつづいたとしても、栄養のバランスは許容範囲に収まりやすくなります。そのため、「何となく今日は乗らない」とか、「集中力がつづかない」といったことも起こりにくくなります。こうした日常のちょっとした不調は、ほとんどの場合、何かの栄養が欠けていたり、栄養バランスを崩したりしていることが原因だからです。

また、手っ取り早く野菜（ビタミン含む）をとるために、市販の野菜ジュースを毎日飲んでいるという声をとてもよく聞きます。もちろん市販の野菜ジュースは手軽に飲めますし、液体ゆえに吸収率もよくなります。

しかし、ビタミンは熱に弱く、時間の経過などによっても減少してしまいます。とくにビタミンCは壊れやすく、たとえば大根に含まれるビタミンCは、おろして2時間経つと、その量は半分に減るといわれています。そして、野菜に多く含まれる酵素も、加熱に弱いという性質をもっています。

ですから、このようなビタミンや酵素の性質上、私たちが野菜ジュースを口にするときに、どれほどの効果が期待できるかは、いま一度、考える必要があると思います。

また、野菜が身体によい理由として、デトックス作用が高い食物繊維を多く含むことが挙げられます。そしてこの食物繊維には、水に溶けにくい不溶性食物繊維と、水に溶ける水溶性食物繊維があります。不溶性食物繊維は繊維自体が水を多く吸収して膨れ、これが腸を刺激してぜん動運動を活発にすることによって、腸内の老廃物を排泄し、便秘などを予防します。しかしながら野菜をジュースとして加工すると、野菜に含まれる不溶性食物繊維が少なくなったり、成分が変化したりするので、野菜を摂取したときと同じデトックス効果は期待できないのです。

一方で、加工しない野菜であれば、しっかり噛んで食べることでホルモンが分泌され、過剰な食欲を抑制したり、代謝が活発になって消費エネルギーが高まったりする効果があります。そのため、食後の血糖値の上昇を緩やかにする効果が期待できるのです。

ビタミンや食物繊維、酵素の補給を目的として市販の野菜ジュースに投資するのであれば、同じ100円を生野菜や果物に投資することをおすすめします。

「地味飯」をつづけると必ずはまる！

経営者セミナーに参加する地方の企業経営者の方々を見ていて感心するのは、みなさん朝食に「地味飯」を食べていることで、これはとても身体にいい習慣です。地味飯というのは、たとえば、ご飯、味噌汁、魚の焼き物、野菜の煮物、生卵、焼き海苔などのメニューです。いわば小さな温泉旅館や民宿の朝ご飯に出てくる和食です。

地味飯は、日本人の食性にマッチしているだけでなく、炭水化物、たんぱく質、ビタミン、繊維質のバランスが非常によくとれています。こうした朝食をとっていれば、たとえ昼食と夕食が乱れたとしても栄養バランスを崩しにくいわけです。

この本を読んでいる読者のみなさんの中には、栄養に気をつけて、昼食に焼き魚定食などの地味飯をとるようにしているという人もいるでしょう。

それはそれでとてもいいことですが、会社の昼休みにとる外食は、必ず思いどおりのものを食べられるわけではありません。朝食で必ずそれをとるようにすれば、昼食と夕食は臨機応変に自由にできることになり、栄養バランスの乱れをさほど気にする必要がなくなります。気分も、ずいぶん楽なはずです。

もっとも、朝食に地味飯をそろえるのは、骨が折れることかもしれません。おかずはゆうべの残りもの、鮭は焼くだけでいいとしても、ご飯を炊けば40分以上かかりますし、出汁をとった味噌汁を用意すると考えると、なかなか手が回らないでしょう。どうしても地味飯を用意してほしいと奥さんに要求すれば、先に述べたように、「朝食を食べない主人がいい」ということにもなるわけです。

そこで、できるかぎり負担にならない地味飯を考えてみましょう。

朝食を簡単に用意するなら、ご飯はまず、週末にたくさん炊いてラップで小分けにして冷凍保存しておくことです。これなら電子レンジで手間なく用意することができます。

味噌汁は、お湯を入れるだけのインスタントで構いません。少しでもおいしくいただくことを考えるなら、ミツバやネギを刻んで入れるとか、海苔を入れるなどの工夫を加えましょう。ダイエット中であれば、乾燥わかめや乾燥きのこをプラスするとよりよいでしょう。また、味噌汁がなければ、とろろ昆布にお湯をかけ醬油を少したらして、お吸い物をつくってもいいわけです。

焼き魚の支度が面倒なら、夕食のメインディッシュの一部をとっておいてもいいですし、もっと簡便に納豆で代替させても十分です。この他にも、冷ややっこ、卵など、調理しなくても食べられる日持ちがよく使い勝手のいい食材を探せば、いくらでも見つかるのではないでしょうか。

そこに、ゆうべの残り物の副菜を一品つければ、もう立派な地味飯です。食べてみると、思いのほかおいしいはずです。

調理から食べ終わるまで30分程度、お皿は汚してしまいますが、お鍋を汚すことはありません。夜に外食するお店がわかっていれば、過不足になるであろう栄養素がおおよそわかります。焼鳥屋に行くのであれば野菜を多めにしておく、イタリアンに行くのであれば、普段はパン食だとしてもその日は脂質少なめの和食にしておく、というようにバランサーとして朝食をうまく使うのです。これだけのことで、一日の栄養バランスが保てるなら、やる価値は十分にあるでしょう。こうした地味飯のおいしさに味をしめると、朝食をとることに対する意欲も弾みがつくのではないかと思います。

朝に食欲がない人には理由がある

食事指導のカウンセリングを受けにくる若い世代のビジネスマンの朝食は、ほとんどが菓子パンとコーヒーです。

私が「朝食をもう少し食べるようにしましょう」といっても、それ以上は胃袋的にも時間的にも無理、というわけです。

このことは、2つの問題を含んでいます。

ひとつは、朝目が覚めたときに、なぜお腹がすいていないのかという問題。もうひとつは、朝、食欲がないときに、お腹に少しでも入れておくべき食べ物は何か、という問題です。

まず前者の問題を考えてみましょう。

かつて経済的な理由以外で朝食をとらない家庭はありませんでした。誰もが朝ご飯を食べていたし、それを食べられない人たちは誰もが心の中で「朝ご飯を食べたい」と思っていたのです。ところが、いまは「朝食を食べたくない」という人が目立って増えています。これは、なぜでしょうか。

理由は、2つあると思います。

ひとつは、夜遅くに食事をするからです。

たとえば、取引先とお酒を飲み、適当につまみをとって、帰宅してからお茶漬けなど軽いものを食べるという人は多いでしょう。あるいは、お酒を飲んだ帰りは決まってお腹がすき、駅前でラーメンを食べるという人もいます。仕事を終えてまっすぐ帰宅したときも、寝る前にお酒を飲みながら何かをつまむのではないでしょうか。

お酒を飲んで眠れば、朝目が覚めたときに、お腹がすいていないのは当然です。眠っている間も、血糖値は上がったままでしょうし、腸や肝臓、膵臓などがアルコールを吸収、代謝しようと一生懸命働きつづけます。内臓が疲れてしまい、目が覚めても脳が「食べなさい」という指令を出さないわけです。まして、夜遅くにお茶漬けを食べたり、ラーメンを食べたりすれば、翌朝に食欲が出るはずがありません。

当然、体の中が消化活動をしている状態では睡眠も浅くなって、疲れもとれにくくなります。

もうひとつの理由は、防衛本能の働きです。

人間には、飢餓に対する防衛本能があります。そのため、食べないでいると、どんどん少ないカロリーで生きていけるようになってしまいます。朝食をとらないと元気に働けないはずなのに、食べなくても何とかやっていける身体になってしまい、それが常態化するわけです。

もちろん朝食をとらないことが当たり前になっている人は、朝食をとることが当たり前の人よりも活動的ではありません。極端な比喩を使えば、食べ物がなくなった冬の間、冬眠している動物のようなものです。

いずれにしても、朝、食欲がないのは、生活習慣からくるものです。その対策としては、寝る3時間前から食べ物を口に入れないこと。そして、食べる場合には、脂質が少なく、消化しやすいものを選ぶこと。脂質の量なんてわからない、という場合には、「カタカナ食」より「ひらがな食」を選ぶことを覚えておいてください。同じ炭水化物の麺類でもパスタよりうどん、スクランブルエッグよりはゆで卵、ほうれん草のソテーよりはほうれん草の煮びたし、というふうに考えるのです。日本の料理は調理に使う油が他のものより少ないので、胃の負担を軽減できるのです。

すぐ眠れるように寝酒をする男性もいますが、お酒は覚醒作用があるので、結果的には眠りの質が悪くなります。このパターンも朝の食欲不振を生みだすので、注意しなければなりません。

また、悪い生活習慣は、よい生活習慣によって克服できる一面がありますから、朝、食欲がない人も、食べられそうなものから食べ始めてください。身体が正しいサイクルに戻れば数日から数週間程度でおいしく食べられるようになるし、食欲もわくようになります。朝食抜きの方が身体によい、という説もありますが、それは、残りの二食で栄養バランスをきちんととれる場合にかぎられると私は考えます。多くのビジネスマンはカロリーは足りているのに栄養失調状態にありますから、貴重な栄養補給源である朝食を抜くデメリットは大きいと思います。

先に米村敏朗さんのアンケートに対する回答を紹介しましたが、米村さんは、「二日酔いで頭に半鐘がなっていても、朝ご飯を必ず食べる」とおっしゃっています。それは、無理に食べているのではなく、おそらく食べると二日酔いも治まり、体調が回復することを身体が知っているため、朝、自然に食欲がわくのではないかと思います。

こうした自らの身体の変化を体験することは、とても大切です。

そのためには、無理にでも朝食をとるようにして、生活習慣をドラスティックに変えることが非常に有効な手段になると思います。

ちなみに血糖値が急に上がったり下がったりすると、脳の働きは悪くなりますが、朝食を抜くと、昼食後の血糖値の変動を大きくするといった研究結果も出ています。昼食後といえば、ビジネスマンにとって要の時間。そのときに脳を働かせるためにも、朝食をしっかりとることが大切なのです。

しょう。

朝食にとってほしいミラクルな食べ物とは

もっとも、そこまでドラスティックな方法をとることに抵抗感を持つ人もいることでしょう。

そこで、二番目の問題、つまり食欲がない朝に少しでもお腹に入れるといいものについて考えてみましょう。菓子パンの代わりに食べるべきもの、ということです。

朝食に菓子パンを食べる人が多いのは、簡単に食べられるだけでなく、糖分によってすぐに血糖値が上がり、頭がはっきりするからでしょう。しかし、血糖値を急激に上昇させる毎日を積み重ねていると、糖尿病になりやすくなります。血糖値を抑えるために膵臓はインスリンを分泌しますが、膵臓を酷使することによってインスリンが徐々に不足するようになり、やがて血糖値を抑えることができなくなるからです。

朝食に菓子パンを食べることは、私はいますぐやめてほしいと思います。そして、その代わりに食べてほしいものは、ずばり果物です。

なぜ、果物がいいのでしょうか。

それは、果物には酵素が豊富に含まれているからです。

私たちが食べ物を消化するのも、栄養を吸収し身体の隅々に運ぶのも、それを代謝し排泄するのも、すべて酵素の働きなくしてはできないことです。それだけでなく、呼吸をする、あるいは筋肉を動かすなど、酵素はすべての生命活動にかかわっています。いわば生命の源なのです。

酵素には、身体の中でつくられる消化酵素、代謝酵素の他に、食べ物から得られる食物酵素があり、これがとても重要なのです。

サプリメントをとったり、栄養ドリンクを飲んだりしても、いまひとつ効き目が現れないという経験は誰もが持っていると思いますが、それは酵素が不足していることに関係しています。なぜならば酵素は熱に弱く、加工の過程で高温加熱されると働きを失ってしまうのです。いくらビタミンやミネラルをとっても、酵素がなければ身体の中で十分に働いてくれません。いわずもがなのことですが、菓子パンとコーヒーの朝食で、酵素は補給できません。

もちろん、酵素は果物にかぎって含まれているものではなく、加熱されていない生の食べ物や、納豆、粕漬けなどの発酵食品にもたくさん含まれています。

とはいえ、菓子パンの代わりに生の食べ物や発酵食品を食べるというわけにはいかないでしょうから、簡単に食べられるという点では果物がベストなのです。

果物の種類が選べるのであれば、バナナやブドウのように糖度の高いものより、グレープフルーツのような柑橘系やキウイの方がよいでしょう。

ドライフルーツは、おやつとして食べるのであれば、スナック菓子やチョコレートに比べてまだマシですが、酵素をなくしているうえに糖分が凝縮されているので、できるだけ避けた方が無難です。

最初のひと口がとても重要

食物からの酵素を意識することは、とても意味があることです。たとえば、ご飯の前にキャベツを食べるというダイエット法があります。一般的に、キャベツを食べるとお腹がふくれて、そんなにたくさん食べなくても満腹感が出るというように解釈されていますが、もうひとつのメリットは食物酵素です。食物酵素は事前消化を促し、胃腸での消化を助ける働きをします。消化活動がスムーズになることで、結果として代謝をあげ、痩せやすい身体になるのです。食べ過ぎたときに胃がもたれるという経験は誰もがあると思いますが、このようなときに感じる胃の重たさは、消化が十分に行われていないことを意味します。食生活が乱れがちで、外食や加工食品が多くなりやすいビジネスマンは、気づかぬうちに胃腸に負担をかけているのです。とくに食べすぎたり飲みすぎた翌日は、胃もたれだけではなく、「身体が重い」「だるい」と感じたことがあるはずです。日頃から食物からの酵素をきちんと補うことで胃腸の負担を軽減していくと、「身体が楽になった」「軽くなった」と実感できることを知っておいてほしいと思います。

朝ご飯を口に入れるとインスリンが出ますが、それは味噌汁ならこのくらい、白米のときはこのくらいというように、一口ごとに出るわけではありません。最初に身体に入ってくる食べ物に対して身体が準備をし、インスリンの分泌量を決めていきます。

急激に血糖値が上がる菓子パンのような食べ物を朝一番に食べれば、それだけで膵臓に負担がかかり、一日の体調に自らブレーキをかけることになりかねません。若い人は、身体の若さゆえになかなか自覚できないかもしれませんが、その積み重ねがやがて糖尿病や高脂血症につながっていくわけです。

ちなみに、和食の膳では、まず味噌汁から口をつけるという作法が決まっているのも、単に形式ではなく、経験的にそれが身体にいいと知ったうえで決められた作法ということができます。発酵食品の味噌は酵素をたくさん含んでいるわけですが、酵素の存在も効き目も知らない時代からそうした作法が受け継がれてきたことを考えると、先人の食に対する感覚の鋭さを深く思わずにはいられません。

朝ご飯に時間をかけられない現代人は、せめて朝食に果物をとることによって、今日一日、仕事で闘える身体を整えるようにすべきではないかと、私は強く思います。

すべての道は朝食から始まる

さて、一日三食という食習慣が生まれたのは、そんなに大昔のことではありません。農耕文化が定着したといわれる平安時代くらいまで、日本人のほとんどは二食だったと考えられています。その後、武家社会の確立にともなって、一日に三食をとるようになっていったのです。

二食だったころの日本人がどのようなメニューの食事をとっていたのか、私にははっきりとわかりません。ですが、二食と三食の間には、明確な豊かさの違いがあるように思います。農耕によって安定した食糧を確保することができないうちは、三食の食事をとることは考えられないほどの贅沢だったということです。

3時のおやつではありませんが、空腹をしのぐための菓子などが、そのために発達したのではないかと想像をめぐらせます。目が覚めると、彼らがどれほどいそいそと朝食の支度を始めたかも、目に見えるようです。彼らは間違いなく、朝食をしっかり食べたことでしょう。十分に食べられないときに優先順位をつけるとすれば、朝食こそが一番でなければ、敵を撃退することも、収穫を心待ちに作付けをすることもできません。

私は、食べることは闘うことだと思います。その意味で、朝食を十分にとらなくなった現代人は、闘うことを忘れた人々だといわなくてはならないでしょう。闘わずに成果を得られるならば、それに越したことはないかもしれません。

しかし、この世は依然として闘いに満ちています。もし闘いも争いもないと考えるなら、それはそう思い込まされてしまっただけの話です。私たちの目に直接ふれないところで、国内も国外も、政治も経済も、みなすさまじい闘いを演じています。相手をやり込めることが闘いに勝つということではありませんが、とにかく闘って、私たちは新しい価値を生み出していかなければならないわけです。

その最前線に立つビジネスマンは、やはり勝たねばなりません。勝って、日本という国を盛り返してもらわなければならないと思います。オリンピックや世界選手権、ワールドカップで活躍する日本人スポーツマンと同じように、ビジネスマンは仕事で世界に注目されなければならないと感じます。

私のこうした考えに頷いてくださるなら、ぜひ朝食をとっていただかなければなりません。仕事ができる人になることも、夢や目標を達成することも、人生の成功を手に入れることも、すべての道は朝食から始まるということです。

第三章　前向き思考・集中力・決断力は食事で決まる

仕事ができる人は影響力がある

「仕事ができる人」のイメージをうかがったとき、先に紹介した東海大学名誉教授の四竈先生は、まっ先にこんなことをおっしゃいました。

「ガツガツ食べる人。変わった食べ物に意欲的な人」と。そういう人は何事においても意欲的だ、というのがその理由です。

四竈先生は、間もなく70歳におなりですが、お声も若いし、たいへんダンディな方です。講演やセミナーで披露されるお話は、含蓄があって聴衆の心に深く届くわけですが、その一方で参加者が「先生ってお茶目ね」と思わず評してしまうようなウィットにも富んでいます。その結果、先生が発するバイブレーションによって、話を聴いている参加者までが若返ってしまいます。

「仕事ができる人」というのは、もっと大きな視点で考えると「影響力のある人」というのが正解ではないかと思います。

話を聴いた人が若返ってしまうのも大きな影響力ですし、その人が職場にいるだけで職場が活気づき、みんなの仕事がはかどるというのも、それはそれでとても大きな影響力です。その人がいると周りの人が安心するとか、やる気を出すとか、元気になるとか、他人を奮い立たせる力を持つ人が、「仕事ができる人」の最終形といえるのではないでしょうか。

面白いもので、そういう人のところには、人が集まってきます。仕事上のつながりのない人や面識のない人までが、話を聴いたり意見を求めたりするためにやってきます。極端なことをいえば、言葉が通じなくても、通訳をつれて話を聴きに来ます。人間同士のコミュニケーションの根本はエネルギーのやりとりですから、本当にいいことをいってくれる人であれば、言葉などわからなくてもいいわけです。

四竈先生のもとを訪ねてくる人は、いまもたくさんいらっしゃいます。元警視総監の米村さんも、同様だとうかがっています。お二方の豊かな学識と経験によるひとときの愉快な刺激はもちろんのこと、何かに迷い、確信が持てなくなったときに、ここ一番のヒントを聴きに来る人も大勢いらっしゃいます。影響力を持つ人は、個人や組織だけでなく、社会をも導く力を持ちうるということです。

こうした影響力の源泉は、ミクロの視点で考えると、深い考えやポジティブな思考、あるいは決断力や判断力に求められると思いますが、マクロの視点で見ると、気力の一言に尽きます。とするならば、お腹がすいていたり、十分な栄養がとれていなかったりすれば、周りの人にエネルギーを感じてもらうことは、とうてい不可能です。

その意味で、四竈先生の「ガツガツ食べる人」という指摘に、私は人間の根本的な能力を感じます。つまり、食べることは能力の源です。

女性にとっても、「食の細い男性」よりも「よく食べる男性」の方が魅力を感じます。これも、本能的に「強い男」「闘える男」を求めているからではないでしょうか。

ところが、食べ方が悪かったり、お腹を余計なもので満たしたりすることで、本来能力の源であるはずの食を逆に敵に回してしまうことも、私たちにはよくあることです。食べることで眠くなったり、ぼんやりしたり、だるくなったりしていれば、いくら食が気力の源だといっても、説得力が生まれないのは当然です。

では、何をどう食べれば、前向きな考えや集中力、決断力が生まれるのでしょうか。

本章では、その3つに重点を置き、仕事ができる人の基本的な食事はどうあるべきかについて考えてみます。

うつ症状は食事で治る！

たとえばうつ状態が典型的だと思いますが、人間にはどうしても前向きな考えが持てない状態というものがあります。

うつ状態の人は、セロトニンの働きが鈍くなっています。ご存じかもしれませんが、セロトニンというのは脳内の神経伝達物質です。主な神経伝達物質には、このほかにノルアドレナリンとドーパミンがあります。

ドーパミンは行動の動機づけをする神経伝達物質で、人間が何かをしようとするときは、事前にドーパミンが大量に放出されます。また、ノルアドレナリンは「怒りのホルモン」とも称される神経伝達物質で、これが大量に放出されると、覚醒や集中、積極性が増し、また痛みを感じなくするといった働きがあります。

セロトニンは、ドーパミンやノルアドレナリンの放出をコントロールする働きを持ち、セロトニンが不足すると、ドーパミンやノルアドレナリンが過剰に放出されたり極端に不足したり、ということが起こります。ドーパミンやノルアドレナリンが過剰に放出されれば、ハイテンションな躁《そう》状態が生じますし、逆に放出が不足すると、ふさぎ込んでまるで意欲がわかないうつ状態が生じることになるわけです。

このように、人間が常に健やかな前向き感を維持していくためには、セロトニン不足にならないことが重要です。

私たちは、うつ状態の理由を「気合いが足りない」などと精神論で片づけてみたり、少し知識がある人になると、脳神経の働きが悪くなったことのように捉えがちです。もちろん、うつ症状の中には、脳神経の働きが悪くなったためにそうなっている人もいるわけですが、私の実感では、実は単純にセロトニンをつくる材料が不足している人が少なくありません。

セロトニンは、食物からしかとれない必須アミノ酸のトリプトファンによってつくられています。このトリプトファンがとれていないために、結果的にセロトニンが不足し、意欲も気力も萎えて、うつ状態に陥っているクライアントがいます。その証拠に、食事指導によって、うつ状態が改善する人もけっこう多いのです。

トリプトファンは必須アミノ酸ですから、たんぱく質をしっかりとれば、本来不足のしようがないものです。また、人は疲れるとどうも積極的になれなくなります。男性はとくに、「以前よりも疲れやすくなった」ということに年を感じて落ち込むようです。

クライアントの中にも、疲労感や倦怠感を訴える人が多いですが、たんぱく質が不足していることによる身体の疲れに起因している場合が少なくありません。できるだけ、こぶし大1個分の大きさほどのたんぱく質を毎食、とるようにするべきなのです。

ところが、私たちが日常的にとるハム、ベーコン、ソーセージなどの一見〝お肉〟のたんぱく質は、防腐剤や添加物がたくさん含まれているため、吸収を阻害されることがよく起こります。たんぱく質をきちんと体内に吸収させるためには、加工品ではない良質のたんぱく質をとることです。

たとえば、ひき肉よりはステーキのように原形のままの肉や魚などは、身体にとって良質のたんぱく質です。栄養を主眼においた料理の本などでは、よく「良質のたんぱく質をとりましょう」という趣旨の記述がありますが、これも加工されていない肉や魚などのたんぱく質のことを指しています。

ところでトリプトファンは、牛乳にも多く含まれています。その意味で、牛乳をとることはいいことに違いありませんが、脂質が多い乳製品のとり過ぎには注意したいのと、身体への吸収という面では、やはりビタミンやミネラル、酵素などをバランスよくとることが欠かせません。その意味では、ご飯や野菜と一緒に、加工されていない肉や魚を食べることがとても重要なのです。

たんぱく質不足と、うつの増加は一致している

子どものころから加工品に慣らされてきた私たちは、意外にも良質なたんぱく質をとることに慣れていません。

たとえば、家庭で魚を焼く習慣は徐々に薄れてきていますし、ステーキを焼いたりとんかつを揚げたりする機会も少なくなっています。

お昼の外食でも、パスタ、カレーライス、うどん、ラーメンといったものには、これといって指摘できるほどのたんぱく質は入っていません。

定食でたんぱく質をとっているという人もいるかもしれませんが、ハンバーグ、メン

チカツ、スタミナ炒めに代表されるお昼のメニューは、正直にいってどこの部位の肉かわかりませんし、脂身もずいぶん多く含んでいます。それをたっぷり食べて、自分ではたんぱく質をとっているつもりでも、実際は十分に必須アミノ酸をとれていないケースが多いのではないかと思います。

たんぱく質を形成するアミノ酸は、20種類あります。このうち9種類の必須アミノ酸は、体内で合成することができないため、食べることによって補給しなければなりません。しかも、9種類のうちのどれが欠けても、筋肉や血液、骨などの合成ができなくなります。たんぱく質は努めてしっかり食べなくてはならないわけですが、なぜか私たちの食卓には良質のたんぱく質の姿が欠けていることが多いのです。

ちなみに、大豆製品などからとれる植物性のたんぱく質の方が身体によいイメージを持たれがちですが、食べ物からしか摂取できない必須アミノ酸9種のうち、メチオニンというアミノ酸は、植物性のたんぱく質にはほとんど含まれません。

必須アミノ酸はひとつでも低い値のものがあると、他の値もそれに合わせて低くなってしまうので、卵・肉・魚などに含まれる動物性のたんぱく質もきちんととらなくてはならないのです。

私は、良質のたんぱく質の不足と現代人のうつの増加が、実は密接に関係しているのではないかという仮説を立てています。なぜなら、うつを訴える人は、私たちが飽食の時代を迎えたあたりから、急激に増加しているからです。

現代人のうつが話題になるたびに、私は、その中の多くの人がトリプトファンの慢性的な不足ではないかと疑います。クライアントに食事指導を行い、良質のたんぱく質をとるようにしてもらうと、実際にかなり改善する人も出てきます。とくに、疲労感や慢性的倦怠感の症状にはとても手応えを感じます。

もちろん、すべてをたんぱく質不足で説明することは無理でしょうが、栄養の過不足の幅が大きい食事がつづけば、その人の精神活動が不活発になるのは火を見るよりも明らかだと思います。

前向きな人は良質のたんぱく質を多くとっている

読者の皆さんは、うつを予防することと、前向きに物事を考え取り組む自分をつくることは別だと思うかもしれません。ですが、もしそう考えるとしたら、それは間違っています。

たとえば、プロのスポーツ選手を注意深く観察すると、後ろ向きの考えを持っている人はまず見つかりません。

みなさんは、なぜだろうかと、考えたことはあるでしょうか。

スポーツばかりやって悩みがないから、と答えるとすれば、それは悪い冗談です。彼らにだって悩みはあるし、日々大きなプレッシャーと闘わなくてはなりません。ノルマに追いかけられ、人間関係に悩むビジネスマンだけが大きな悩みを抱えているわけではないし、闘いの土俵は違っていても、プロフェッショナルとしての条件や立ち位置は同じはずです。

にもかかわらず、その人に備わった前向き感は、平均的なスポーツ選手と平均的なビジネスマンではかなりの差があるように感じます。

両者を隔てているものは、とても単純な事実ではないかと私はいつも思います。スポーツ選手は身体が資本ですから、彼らは自分の身体のためを思ってしっかりと良質のたんぱく質をとっています。一方ビジネスマンは、良質のたんぱく質をとる機会があまりありません。つまり、必須アミノ酸のトリプトファンを十分に補給しているかどうかということが、両者の違いを生んでいるのではないかと、私は考えるわけです。

私が食事指導を行っている経営者の方々や、先にアンケートを紹介した先生方は、みなさん食事をとる際に良質のたんぱく質をとっています。それは美食や高価な食材という意味ではなく、メインのおかずに焼き魚やお肉などをとるということです。なぜそうしているのかといえば、もともと食事というのはそういうものだと捉えているからでしょう。食事の基本が、脳と身体に染みついているわけです。

その結果、事実として、みなさんとても前向きで意欲的な方ばかりです。

そういう方々にお会いするにつけ、あるいはテレビでスポーツ中継を観るにつけ、人生を健やかに前進させる意欲の素は、たんぱく質であり、必須アミノ酸のトリプトファンであり、そのトリプトファンが原料となるセロトニンであると考えないわけにはいきません。

また、効率よくたんぱく質を利用するには、ビタミンB_6が必要です。玄米、豆類、サンマやイワシのような青魚、アボカドなどに多く含まれますので、たんぱく質を食べるときには積極的にとるようにしましょう。

集中力の低下はストレスにある

さて、集中力を増すには、何を食べるべきでしょうか。

このことに答えを出すために、まずどんなときに集中力が落ちるのかを考えてみましょう。

私たちが集中できないときは、イライラしていたり、そわそわしていたりするときです。単純作業をつづけているうちに作業効率が落ちるという意味の集中力なら、休憩によるリフレッシュや目先を変えた作業をすることでとり戻すことができるでしょう。しかしながら、イライラ感やそわそわ感による集中力の低下は、簡単にとり戻すことができません。

なぜイライラ感やそわそわ感が現れるのかといえば、自覚のあるなしにかかわらず、強いストレスが生じているからです。

たとえば、プレッシャーの中で苦手なことをしなければならないときや、自分で準備不足を知りながらプレゼンをしなくてはならないようなとき、私たちには大きなストレスがかかります。何とかうまくこなすことができればいいのですが、次から次に発生する問題のスパイラルに巻き込まれてしまうと、ストレスを解消することがなかなかできません。その結果、ケアレスミスをくり返し、さらなる問題発生のスパイラルに巻き込まれてしまうわけです。

ストレスというのは、もともと悪いものではありませんでした。人間は、ストレスがかかると突如として攻撃的になり、ストレスをもたらす対象を駆逐しようとします。たとえば、森に暮らしていた昔の人は、突然獣に襲われると、ものすごい力で反撃したり一目散に逃げ出したりしました。獣が襲ってきたことで生じたストレスが、人にふだん出せないような力を発揮させるからです。人間にストレスを感じる力が備わっていなければ、獣に襲われても、何もできずに殺されてしまいます。

ところが、現代人はストレスを感じても、相手を攻撃したり逃げ出したりするわけにはいきません。そんなことをすれば会社を首になってしまいますから、その環境にじっととどまって、とにかく仕事をやりとげなければならないわけです。

そのため、嫌な汗をかきながらストレスに耐えるうちに、集中力を失っていきます。そして、ついに集中力を全部使い切ってしまうと、イライラしたりそわそわしたりという状態に陥ります。

ストレスと長時間、無防備な状態で闘えば、脳の海馬の細胞を壊すことにつながります。本来、仕事中に活性化していなくてはならない脳は、ストレスに弱い臓器です。しかし、それでも現代人は、簡単にはその状況から逃れることができません。

これは、きわめて大きな問題です。

ストレス対策には生のビタミンCを！

結論を先にいえば、集中力を失わず、それを高めることは、ストレスに強い脳と身体をつくれるかどうかにかかっています。もちろん、ストレス環境に慣れるということも重要だと思いますが、慣れるという意味でも、ストレスに強い身体を手に入れることはとても大切です。

ストレスに立ち向かうために必要な材料は、ビタミンCです。

人はストレスと闘うときに、ビタミンCを大量に消費します。もちろん、後に述べるように、ストレスの中で冷静な状態を保ち、あるいは脳の働きをよくするための材料はありますが、ストレスに立ち向かう武器になってくれるのは、ビタミンCです。つまり、これが切れてしまえば、私たちはたちまちストレスに負けてしまうのです。

負けないためには野菜や果物を食べるしかありませんが、ほとんどの人が、一日の適量（350g＝コンビニのサラダ4個分ほど）よりはあまりにも少ない野菜をとるだけで食事をすませています。十分に野菜をとっているときでも、ストレスを感じそうな状況に直面しそうなときは、果物ひとつ、あるいはサラダ、コンビニなどでも手に入るスティック野菜、デパ地下のジューススタンドで売られているようなフレッシュジュースでもとって、ビタミンCを十分に補給しておくことをおすすめします。

ビタミンCは、手軽にとれるサプリメントがたくさん出回っていますが、やはり食べ物からとることが一番です。ビタミンCは一度にたくさんとってストックできるようなものではなく、余分なものは体外に排出されます。その意味でも、毎食のこまめな補給が必要なのです。

また、食事では、野菜の入った汁物をとりましょう。ビタミンCをはじめとするビタミンの多くは水溶性ですから、汁物には野菜から溶け出たビタミン類がたっぷり入っているからです。

疲れたりストレスがたまったときに、甘い物を食べるのはNG!

ところで、ストレスがかかると、しょっぱい物や甘い物を食べる人がいます。

塩分は、交感神経を優位にするので、一時的に気分が高揚します。また、前述したように、甘い物は血糖値の上昇をもたらすため、やはり一時的に爽快な気分になります。身体がその効果を知っているせいで、多くの人がストレスを感じると、何となくしょっぱい物や甘い物を口に入れてしまいます。

もちろん、塩分や糖分がもたらす高揚感や爽快感は長つづきするものではありません。身体に悪い影響を及ぼすことはいうまでもなく、冷静さは失われ、かえって集中力を妨げてしまいます。ストレスのたびにそういうものを口に入れる習慣が身についてしまった人は、たいてい肥満になっていますし、それがやがて高血圧や糖尿病を誘発していきます。

ですからストレスを感じているときは、塩分や糖分の多い物に手を出さないようにすることも重要です。ムシャクシャして、ついそういう物が食べたいと感じたときは、

「ビタミンCをとらなくちゃ」と思うようにしてほしいものです。

さて、ほとんど生野菜や果物を食べないクライアントに、私は「これでは裸で闘いに行くようなものですよ」ということがよくあります。

心療内科に通っているクライアントは、ストレス抵抗力が弱くなっている状態にあります。にもかかわらず、ビタミンCという味方も得ていないのです。そんな状態で病気に勝とうとするのは武器をもたずに戦うようなものです。

読者のみなさんは、精神的に健康だと思っているでしょうし、美白にこだわる女性たちのようにビタミンCに構ってはいられないと考えるかもしれません。

しかし、決してビタミンCを軽視してはいけません。それを豊富にとっていれば、ストレスを跳ね返すような、強い集中力を手に入れることができます。ビジネスも熾烈《しれつ》な

闘いですから、ビタミンCの摂取を気遣うことで、その戦場で勝ち残る集中力がつきますし、ひいてはそれが脳を活性化する手段にもなってくれます。

人は決断なしには生きていけない

さて、決断力も、食事と大いに関係しています。

決断力を一言でいってしまえば、決定する力ということになるでしょう。私たちは、損得や将来的な影響を考慮して、常に何かを判断し、決定しています。ところが、人生を大きく左右する決定を下さなければならない局面に立たされると、なかなか判断がつかないし、どれを選択すべきか決めることが非常に難しくなります。

よくたとえられるのは、マイホームの購入でしょう。いくつかある候補の中からどれを選択するか、あるいは今回は購入を見送るべきかをめぐって、悩みに悩むはずです。将来に降りかかるかもしれない大きなリスクを測りあぐねて、なかなか決断を下すことができないわけです。

人生のこうした局面は、ほかにもたくさんあると思います。人生において、決断する力は非常に大切です。たとえ決断によって期待どおりの結果が出なかったとしても、自分で選びとることは、それ自体いいことです。他人の決定にしたがって主体的に選択することのない人よりも、結果を受け入れることにおいては、いずれにしてもはるかに幸せでしょう。

さて、仕事においても、決断力はその人の能力を表します。会社で責任ある地位に就くようになると、本人の責任において大きな判断を迫られることは否応なく増えていきます。そのときに決断力を発揮することができなければ、能力がないという評価を下されかねません。

血糖値を急激に上げる食品には注意

そこで、まず単純なお話。

決断力は、お腹がすいている状態だと鈍ります。もちろん、満腹だと頭の回転が鈍くなりますから、決断する前にたくさん食べろとはいいません。しかし、空腹は、脳と身体の働きのすべてにおいてマイナスに作用します。

その意味で、昔から「腹が減っては戦《いくさ》ができぬ」といわれてきたのは、まさしく的を射た表現です。戦国武将が戦場で握り飯を食べたのは、それが携帯に便利だったということもありますが、米の飯を食べることが一番闘いやすかったという理由もあるはずです。なぜなら、身体を動かすためのカロリーを素早く補給できるのは握り飯などの炭水化物ですし、脳の栄養分であるブドウ糖も、炭水化物からとることができます。闘いの直前に、闘うための脳と身体をつくる食べ物として、握り飯は重宝されたのです。

私たちにとっても、炭水化物は重要です。なぜなら、脳の主要なエネルギー源はブドウ糖だからです。炭水化物をとることによってブドウ糖を補給しなければ、脳の働きはたちまち鈍ってしまいます。

たとえば、知り合いの予備校講師は受験生たちに、試験場に向かう日の朝はお茶碗2杯分のおかゆを食べていくようにと指導しています。その理由は、おかゆは消化にいいわりにブドウ糖への分解が比較的に遅いからです。分解が遅ければ、それだけ長時間、脳への栄養補給をつづけることができるというわけです。

いまどきの受験生は、朝食をトーストなどですませるケースが多いわけですが、食パ

食品のGI値

食品	GI値
白米	81
玄米	54
食パン	91
全粒粉小麦パン	50
パスタ（乾燥）	65
そば	50
じゃがいも	90
レタス	23
大根	25
バナナ	55
グレープフルーツ	31
チョコレート	91
ゼリー	46

＊精製していないものの方がGI値は低くなる

＊魚や肉などは40～50前後とGI値は高くない

＊同じ野菜でも、芋類は高く、葉物類は低い

＊一見高そうに見える果物のGI値は高くない

ンからとることのできるブドウ糖や砂糖は、すぐに血糖値が上がる半面、すぐに下がってしまいます。下がってしまえば、当然ながら、頭の働きは悪くなります。それを恐れて、受験生にこのような指導をしているのです。

糖質の吸収度合いを示すものに、GI（グリセミック・インデックス）があります。GI値は、食品に含まれる糖分の吸収速度を表す指標で、GI値が高ければ血糖値が上がるスピードが速く、低ければそのスピードが遅いということを表しています。

このGI値でいえば、上の表にあるように、食パンは91。それに対して、白米は81です。そばや玄米などに比べると、白米は決して血

糖値が上がるスピードが遅いとはいえない食品ですが、食パンよりはずいぶんマシです。

この予備校講師の話は、細かい受験テクニックのように受けとめられるかもしれませんが、闘いと食の関係をしっかり捉えた指導ではないかと感じます。

私たちは日常的に、血糖値を急激に上げる食品をとりやすくなっていますので、低GI食品を努めてとるようにすることも、脳の働きを高める一助です。

ただし、問題がビジネスマンの決断力ともなれば、単に低GIの炭水化物を食べなさい、というだけですまされるものではありません。なにせ相手は、ビジネスキャリアを左右するかもしれない大きな決断なのですから。

考えがまとまらないときには鉄分をとろう！

脳の主要なエネルギー源はブドウ糖であるといいましたが、実は脳を活発にし、冷静な判断を生むために必須の材料が炭水化物のほかにもあります。

それが、ビタミンB群と鉄分です。

汗によってビタミンB群が不足しやすい夏バテなどが典型的な症状ですが、人間はビタミンB群が不足すると、エネルギーをうまく効率化することができなくなります。同じ理由で、ビタミンB群が不足していると、ブドウ糖をうまくエネルギーにかえることができません。ですから、仕事で過酷な環境にさらされているときは、炭水化物とともにビタミンB群をとることが、脳を活発にする有効な方法です。

ビタミンB群が豊富な食べ物といえば、豚肉やうなぎ、豆類などのたんぱく質です。

次に鉄分ですが、決断力をつけるために、これこそ私が一番、強調したい栄養素です。

実は、鉄分が不足すると、脳は酸素欠乏を起こします。

脳には体積比でいうと、かなりの血液が集まっています。この脳内の血流に酸素が不足すると、脳の働きはたちまち崩れ、考えがまとまらなくなったり、ひどいときは頭痛が起こったりします。

たとえば、中学・高校の体育のマラソンで、走りに走ってゴールに駆け込んだ直後に頭がクラッときた経験は、誰もがお持ちだと思います。この頭がクラッとするのが、脳が酸欠を起こしている状態です。

血液は体内にくまなく酸素を送る重要な役割を持っていますが、その酸素運搬の役割を担っているのは、血液の中のヘモグロビンです。ヘモグロビンは鉄分によって合成されていますが、激しい運動などによって体内の酸素消費量が上がると、やがて材料の鉄分が欠乏するようになります。その結果、次第に血中のヘモグロビンは減少に転じ、脳が酸欠を起こすのです。

脳の酸欠は、激しい運動によらなくても、ヘモグロビンの材料となる鉄分が不足すれば起こります。たとえば、立ちくらみや貧血も、脳の酸欠が引き起こしています。

鉄分を多く含む食材は、ほうれん草、ひじき、貝類、牛や鳥のレバーなどですが、現代人の食卓にはなかなかこうした食材が上る機会がありません。そのため、大勢の人が鉄分不足による慢性的な脳の酸欠状態を起こしているのではないかと思います。

頭が重い、何となくぼやっとする、あるいは頭痛がする、そんなときはまず鉄分不足を疑ってかかることです。

物事を大所高所から眺め、判断を下さなければならないときは、あれこれ考えをめぐらせることで脳を酷使しています。そのため、鉄分は意外なほど多く消費されることになります。そんなときこそ、貝類やレバー、ほうれん草など鉄分を多く含む食品をとることが、よりよい決断を行う秘訣です。

ちなみに動物性食品に含まれる鉄の方が植物性のものより吸収がよく、ある研究では5割ほど増すともいわれています。

鉄分を欠かさない食事を継続的にとることは、複雑な問題をシンプルに考えたり、抽象的な思考を身につけたりするうえでも、とても大切なポイントになると私は考えています。

面倒くさがり屋は4つのお皿をイメージしよう

前向きな考え方を持ち、集中力を持って仕事に取り組み、しかも決断力を持っている。私は、これが仕事ができる人のおおよその輪郭ではないかと思っています。そのために必要な食べ物として、良質のたんぱく質、ビタミンC、炭水化物、そしてビタミンB群と鉄分を取り上げました。

そこで、この章を締めくくるに当たり、これらの栄養素をバランスよく含んだ食事について、あらためて考えてみます。

私は、食事の基本は、4つのお皿によって構成されていると考えています。第一のお皿には主食、第二のお皿には主菜、第三のお皿には副菜、そして第四のお皿には汁物が載っています。当たり前のようですが、これが食事の基本構成です。

それぞれのお皿にきちんとした食材を載せることができ、それを一日に三食くり返すことができれば、栄養のバランスはとれますし、とるべき栄養素が不足することもまずありません。その典型が、第二章で紹介した地味飯でした。

ところが、たいていの人は、この4つのお皿を埋めていくことがほとんどできていません。なぜなら、朝は軽食か食べないという人が大半ですし、昼はまだ注意することができるとしても、夜はお酒が中心の会食をするケースが多いからです。

仕事を終えると会社からまっすぐ帰宅するという人でも、自宅でとる奥様の手料理は、必ずしも4つのお皿を埋めていないケースがままあります。一般に、家で食べる食事が一番だといわれますが、私の正直な感想では、それは奥様が栄養についてしっかりした知識を持っている場合にかぎられます。世のたいていのご主人は、奥様の手料理にあれこれ注文をつけることができず、むしろ独身男性のほうが食事のバランスを整えやすいという現実があるように思います。

そこで、私は、4つのお皿を意識しながら三食をとることを、ビジネスマンの方々におすすめするようにしています。それが、前向きな考え方を持ったり、集中力をつけたり、決断力を増したりするための栄養素を欠かさない、一番の早道だからです。

たとえば、朝、ハムエッグとトーストの軽食をとるとすれば、第一と第二のお皿は何とか足りていますが、第三と第四のお皿は空っぽです。そこで、第三のお皿の副菜と第四のお皿の汁物を包丁を使わずにいただけるトマトや果物、昨夜の残りの汁物などで補います。すると、一応の合格点で、たんぱく質、炭水化物、ビタミンC、ビタミンB群をとることができ、そのほかの微量栄養素も補うことができます。汁物は、お湯を入れて溶くだけのコーンスープでもOKと言いたいところですが、粉末になったものよりも、固形の具材が入っているタイプのものがよいでしょう。最近コンビニのお惣菜コーナーでよく売られている具だくさんスープもおすすめです。

お昼にファストフードの牛丼を食べる場合も、第三のお皿と第四のお皿が空っぽですから、追加で生野菜のサラダと味噌汁をとるようにします。そして、お昼に牛丼をとれば、二食分に近い量の炭水化物をとることになりますから、その炭水化物を今度は夜の第一のお皿に移し替えます。つまり、夕食でとる炭水化物は少し控えめにして、たんぱく質と野菜を多めにとるという具合にするわけです。

夜の会食では、あまりお酒を飲むことを中心に考えないで、ここでも今日一日でどのお皿が空っぽなのか、あるいはどのお皿が不足しているのかという点に注意して、料理を注文するようにします。お昼の牛丼で生野菜サラダと味噌汁を一緒にとったとしても、やはり生野菜、汁物に含まれるビタミン類や酵素が不足しているはずですから、野菜を中心に食べ、同時に良質のたんぱく質をとるようにすれば、一日の栄養バランスは格段によくなるわけです。その際、調理法ができるだけ重ならないように意識することができたら、上級者といえます。炒めたものが2つあるより、炒める、煮る、というふうに異なる方が、それぞれのビタミン、ミネラルの働きを活かすことができます。

4つのお皿を意識することは、最初は面倒なことかもしれません。しかしラーメン屋さんで、もやしと卵をトッピングするだけでもいいのです。お皿をイメージして栄養をカウントする習慣を身につければ、それほど難しいことではありません。

そんなことでいったいどれほどの効果が上がるのかと怪訝《けげん》に思う人は、一度騙されたと思って、この不足している物を4つのお皿に加える方法を試してみてください。全部のお皿を毎食完璧に、とはいいません。でも不調を感じたら、1週間分のご飯を振り返って、一番不足しているお皿を足す習慣はぜひ身につけてください。1週間か2週間で体調がはっきりと改善する実感が、必ず訪れると思います。

朝食は多く、夕食は少なくとるのが理想

すでに述べたことですが、4つのお皿で考えていっても、朝食をしっかりととることが、一日にとる栄養素のバランスを一番コントロールしやすい方法です。朝はぎりぎりまで眠っていたいという気持ちを理解できないわけではありませんが、自分なりに工夫して、できるかぎり朝食を充実させる方法を編み出していただきたいと思います。

朝食をしっかりとると、栄養バランスをコントロールしやすいだけでなく、ダイエット効果も生まれます。

朝食をとることによって代謝が上がり、痩せやすくなるということはすでに紹介しま

したが、４つのお皿で考えた場合に、そのお皿に盛る量を逆ピラミッドの形で減らしていくことが、健康に痩せるための秘訣だからです。

私たちの多くは、朝食は少量で、昼食、夕食と進むにつれ、たくさん食べる生活に慣れていると思います。これがピラミッド型のカロリー摂取です。この方式をつづけるかぎり、ダイエットはなかなか達成できませんし、できたとしても、それは十分に食べないということになり、健康を害してしまいます。

ところが、朝食を多めにとり、昼食、夕食と進むにつれて食べる量を減らす逆ピラミッドの形で食事をとれば、身体の中に蓄積される余分なカロリーはぐっと減ってきます。

太るか痩せるかというのは、摂取するカロリーと消費するカロリーの引き算の問題だけではありません。摂取するカロリーが同じでも、夕食で多く摂取する人は、カロリーを体内にため込みます。それを翌日に持ち越して使うという芸当は、なかなかできるものではありません。なぜなら翌日も元気に仕事をするためには、その日の朝、昼と栄養を補給しなければならないため、ため込んだカロリーを使う以前に、新たにカロリーを蓄積していかざるをえないからです。

その点、朝食に一番たくさん食べるようにすれば、その日のうちに消費されるカロリーは増え、翌日に持ち越す分は減っていきます。代謝も上がりますから、身体はため込んできたカロリーを使うようにもなります。一日に摂取するカロリーが変わらなくても、朝食をたくさん食べる逆ピラミッド型では、それだけで高いダイエット効果が表れるわけです。

このように食事に対する考え方を変えることは、太った人の肥満解消に役立ちますし、太っていない人でもメタボの解消や予防に大きな効果を発揮します。

太っていては仕事ができるようには見えません。太り気味の人は、逆ピラミッドの食事のとり方をすることによって、まずは身体の土台を引き締めることをめざして食事を工夫してみてはどうでしょうか。

それを実践するうちに栄養のバランスがとれるようになり、前向きな考えや集中力、決断力がついてくるのですから、私はこれほど素晴らしい一石二鳥はないと思っています。

第四章

仕事で結果を出す人の食事のルール

食事の基本ルールは一生モノ

食事は、仕事のパフォーマンスの源です。

ワーキングスタイルにこだわりを持つのと同じように、仕事ができる人は食事に対するこだわりをも持っています。

もちろん、食事にどうこだわるかは、人それぞれです。肉体的にこうありたいと考えて緻密に食事内容を組み立てている人もいれば、身体と胃袋の欲求に耳を傾けながらオリジナルの必勝メニューを編み出している人もいます。直球もあれば変化球もある、というところでしょうか。

そういう方々の食事記録をとおして私が感じることとは、いずれの方も、栄養士兼食事カウンセラーの目から見た食事のルールを決して外していないことです。直球や変化球、あるいはどのようなクセ球であっても、栄養バランスというストライクゾーンにずどんと届いているのです。

読者のみなさんも、食事にこだわりを持ち、ご自身の必勝メニューを組み立てていただきたいと切に思います。当然のことながら、それは一生モノになります。ここでは、そのための食事の基本ルールを紹介していきましょう。

風邪をひいたら栄養不足を疑う

とても不思議なことですが、最近の若い世代は、身体の調子が悪くなったとき、それが食生活に起因することではないかと考える習慣がないようです。

たとえば、風邪をひいて、鼻水が出たりのどが腫れたりしても、「ビタミンCをとらなくちゃ」と思う人はあまりいません。その代わりに市販の風邪薬を飲み、熱が下がってもいないのに会社に通勤してきます。平然とオフィスで咳き込んでいる姿を見かけることもよくあります。面白いもので、周りの人に風邪をうつしてはいけないという意識もどこか希薄ですが、周りの人も周りの人で、それがごく当たり前のことのような顔をしています。

そもそも人間がなぜ風邪をひくのかといえば、免疫が弱まっているからです。人間の免疫は、ふつうなら外部から侵入してくるウイルスや細菌を攻撃し、撃滅してしまいますが、その働きが弱まっているときはウイルスや細菌の侵入に負け、体内での増殖を許してしまいます。

免疫力を正常に保っていれば、人はめったに風邪をひきません。もちろん、1年に一度くらいはひくかもしれませんが、ふつうはその経験によってさらに免疫が高まり、風邪にかかりにくくなります。1年に二度三度と風邪をひくとすれば、それは栄養のとり方に問題があるということです。

ちゃんと栄養をとっていれば、本来、免疫が弱まるようなことは起こりません。ところが、風邪をよくひく人は健康管理ができていないことを恥じる様子もなく、一方で、風邪で会社を休んでは男がすたるとばかりに出社だけは欠かしません。これは免疫力が気合によってつくられていると考えるようなものです。

私から見れば、風邪を押して仕事をつづけるビジネスマンは、言語道断の存在です。ちゃんと栄養をとっていれば、まず風邪をひくことはないし、それは社会人が背負う責任の第一歩だと思うからです。

ところが、風邪をひいたことをきっかけに、食生活を改めようとする人はほとんどいません。たとえば、ふつう肺がんにかかった人は、長い間の喫煙を悔い改めて、タバコと縁を切るものです。同様に、風邪をひいたら食事に原因があるのではないかと反省し、普段から栄養バランスを崩さないように注意するのが正しい大人の態度だと思いますが、食事のこととなるとまるで無頓着です。

嘆かわしいことに、薬やサプリメントにはまだ反応するのに、食生活の因果関係を疑う反射神経をさっぱり失っているわけです。

疲れがとれなかったら、食事を見直すべき

同じことが、疲れやすいとか、調子が悪いとか、体調不良の全般で起こっています。あるとき、とても具合が悪そうに見える人に、「どうかしたんですか？」と尋ねたことがあります。その人は、私が食事指導をしている経営者セミナーの関係者で、社会人3年目、周囲がこれからの成長に期待を寄せる若手でした。

彼は、「風邪をひいたみたいです。もう1カ月くらい微熱がつづいているんですよ」と答えたので、私はちょっとびっくりして「本当に？」と念を押しました。1カ月もつ

づく風邪が、この世に存在するはずがありません。

それでも、彼は、自分が風邪をひいたものとすっかり信じているようでした。私は、それとなく彼の食生活を聞き出し、食べると症状が改善しそうなものをメモにして渡しました。

しばらくすると、「食べたら治り、元気になりました」という彼からのメールが届き、私はほっと胸をなでおろしました。

体調が悪くなったり、風邪をひいたりしたときは、私たちはまず反射的に「食事に問題があるんだ！」と気づかなくてはいけません。ビタミンやミネラル、あるいは酵素が不足していたり、良質のたんぱく質が欠乏していたりと、たいていの場合は、栄養が足りていないことに原因があるのです。

疲れているから休めば治ると考える以前に、まずはバランスを考えて食べることです。食べなければ、ぐっすり眠って疲れをとることもできませんし、ストレスから身を守ることもできません。

まずは、体調と食事を結びつける反射神経を養うことが、現代人にとって、とりわけ若い世代にとって、とても重要なことだと思います。

栄養補助食品を主食にしない

ダイエットなどの理由で、食事の代わりに栄養補助食品をとっている人をたまに見かけます。

栄養補助食品は、カロリーの調整をしやすいだけでなく、ビタミンやミネラルを適度に含んでいるため、一見すると栄養バランスもよさそうです。

しかし、栄養食品で栄養が本当にとれると考えるのは、大きな間違いです。その証拠に、三度の食事として栄養補助食品を毎日とると、ほんの数日で、体調を崩してしまいます。

当たり前のことですが、栄養補助食品にはたんぱく質やビタミン、ミネラルが含まれていますし、適度にカロリーもありますが、それはあくまで栄養を補助する食品にすぎません。

私たちがとる食事には、はるかに多くの栄養成分が含まれており、そのような食べ物で代替できるものではないのです。

第三章で紹介した4つのお皿でいえば、私は、栄養補助食品をどのお皿にも載せることができません。

炭水化物の第一のお皿にも載らないし、副菜の第三のお皿に載せるようなものでもないのです。第二や第四のお皿に載せるものとしては問題外ですから、「栄養補助食品を食べました」といわれてもカウントのしようがありません。つまり、栄養補助食品は、はなはだ中途半端な食べ物なのです。

食べるという私たちの概念は、すでに述べた飽食によって、食事をすることと、栄養補助食品を食べることとの境界線をきわめて曖昧にしてしまいました。栄養補給、運動の水分補給、サプリメントなど、目的別に細分化された食品が次々に現れ、本来の目的の垣根を越えて私たちの食卓に押し寄せています。

その結果、私たちは食事というものの全体像に目を向けなくなり、食と健康との結びつきを軽視しつづけています。

私は、栄養補助食品を否定しているのではありません。どうしても食事をとれないときは、それを食べた方がいいに決まっています。非常食として捉えれば、乾パンよりもはるかに豊富に栄養をとることができるでしょう。

ですが、栄養補助食品は、食事のお皿に載るものではありません。

たとえば、スポーツジムに行く前などにしっかりした夕食をとることができなければ、コンビニでおにぎりを買って食べた方がはるかに食事らしいものになります。それなら、第一の炭水化物のお皿に載せてカウントすることができ、そのときに不足するものを朝食と昼食でとるようにと、逆算して計画も立てられます。

また、おにぎりでいいなら菓子パンでもいいだろうと考えて、コンビニで菓子パンを買って食べようとする人がいるかもしれませんが、これはNGです。

菓子パンというのは、いわばお菓子です。お菓子が食事の代わりになるはずはありません。

私たちは、食事と栄養補助食品（あるいはお菓子）の間に改めて垣根をつくり、その垣根によって健康を維持することを覚えていかなければならないということです。

肝臓に負担をかけない食事をめざす

ご存じのように、肝臓はとても大切な臓器です。

ノルマンディー上陸作戦を描いたスピルバーグ監督の映画『プライベート・ライアン』の中に、腹部に銃弾を受けた衛生兵が「ちくしょう、肝臓をやられた。もう駄目だ」とつぶやくシーンがあります。

肝臓は心臓とともに人間の急所なのですが、衛生兵が自分の傷を見て、冷静に致命傷であると独白するところに、死というものの圧倒的なリアリティを感じた記憶があります。臓器が死ねば人間も死ぬ、それは決しておおげさではありません。

心臓の調子がおかしくなれば、私たちはびっくりして病院に駆け込むはずです。その意味で、心臓は私たちに隠しごとをしようとはしません。ところが、肝臓は、たとえ調子が悪くなったとしても、私たちに何も知らせてはくれません。何か異変が起こっても、自覚症状がまったく出ないのです。肝臓が重苦しいとか痛みが出たときは、もはや手遅れで、肝硬変や肝がんなどの病気が進行しています。

このように、肝臓は「もう駄目だ」というときまで、何ひとつ文句をいわずに働きつづけます。擬人化して捉えるのは馬鹿げたことかもしれませんが、肝臓という臓器について学んだとき、私は何かとてつもなく潔い人物に出会ったような気持ちになりました。大事にしてあげなくちゃ、と感じたわけです。

肝臓の大敵は、暴飲暴食です。肝臓はたんぱく質でできていますから、その健康を保つには、肝細胞の再生のために必要な栄養素、つまり良質なたんぱく質をとらなくてはいけません。お酒を飲んでいる最中もそうですが、飲んだ後、つまり翌日の朝食や昼食でもそれが必要です。居酒屋で枝豆や冷ややっこをつまみに、翌朝は簡単に卵かけごはんをいただいてもよいでしょう。「ヘルシーに！」と言ってお酒と野菜だけというのはかえってヘルシーではないのです。とはいえ、飲む、飲まないにかかわらず、毎食のたんぱく質の適量はこぶしの大きさくらい、と覚えておいてください。

良質なたんぱく質が含まれている食事は、それ自体が肝臓に負担をかけない食事といえます。肝細胞の再生がうまくいっていれば、疲れにくい身体をつくり、だるさが自然に消えて、やる気が出てきます。

同時に、良質なたんぱく質にはビタミンB群が豊富に含まれています。ビタミンB群は肉体疲労や精神疲労の回復にも有効ですから、肝臓に負担をかけない食事をとるように心がけることは、いわばオールマイティの食事をとることにもなります。

肝臓を意識した食事をとることは、仕事ができる人になるための、とても重要な食事のルールのひとつなのです。

遅い時間に夕食をとると、疲れが残る

残業で仕事を退《ひ》けるのが夜遅いビジネスマンによく見られるのが、遅い夕食です。夜の8時や9時に仕事が終わり、それから夕食をとるわけです。会社の近くで食べたとしても遅いのに、帰宅してからとる人は、夕食が夜11時くらいになってしまいます。

残業の合間に夕食をとらない理由は、とにかく早く仕事を終わらせたいとか、食べると気持ちが緩んで仕事をつづける気持ちにならない、などです。たしかに、仕事を終えた解放感の中で食事をした方がおいしいし、仕事を中断して食事をとることは面倒くさいことかもしれません。

とはいえ、夕食をとらなければ仕事の能率も上がりませんし、長時間にわたって栄養

の欠乏状態に置かれるため身体にも負担がかかります。健やかな体調を持続していくためには、やはり夜7時前後の時間帯に夕食をとるべきです。

どうしてもその時間に仕事を外せないという場合は、残業にとりかかる前に、おにぎりひとつでも食べておくことです。

遅い夕食は、主に2つの意味で、身体によくありません。

ひとつは、夜よく眠れなくなることです。

夜遅くに食事をとると、胃腸が刺激され、脳が消化吸収を促すよう指令を出します。しかし、すでに身体は睡眠へ向かう準備をしていますから、十分には働くことができません。すると、胃腸がもたれます。脳は、なおも胃腸がそれを消化吸収するよう指令を出さなくてはなりませんから、本来眠っているはずの時間帯に、脳も身体もきちんと休養をとれなくなるわけです。

その結果、翌日はよく眠れなくて一日中頭がボーッとしたり、身体が疲れてだるくなったりするのです。良質の睡眠は、夕食の質と時間で決まるといっても過言ではありません。

また睡眠不足は、ストレスに対する抵抗力を極端に弱めてしまいます。

たとえばアメリカで行われた実験で、一晩徹夜をした集団と、ふつうに眠った集団に不快な映像を見せて、そのときの感情の変化を調べたものがあります。それによると、徹夜をした集団は、ふつうに眠った集団に比べ、不快だという感情が60％増しくらいに高まるという結果が出ています。徹夜をすると、不快な映像というストレスによるダメージがふつうの人よりも大きくなるのです。これは不快な映像についてのみ、いえることではありません。何事も平常心で受け止められなくなり、感情的になるということです。

会社でも家庭でも、ストレスに強い人はそれだけで価値があると私は思います。ストレスに弱い人が、同僚や上司、また奥さんや子どもたちから尊敬されるはずはありません。つまらないことで部下に当たったり、奥さんや子どもに文句をいったりする男性の多くは、性格ばかりでなく、睡眠の質にも理由があるのではないかと思います。そのためにも、夜遅く食事をする習慣をあらためることが大切です。

さて、遅い時間の夕食が身体によくないもうひとつの理由は、太ることです。

成長ホルモンという言葉は、だれでもお聞きになったことがあると思います。成長ホルモンには、身体の成長を促すだけではなく、代謝を促す働きがあり、大人になっても必要不可欠なものです。具体的には、たんぱく質の代謝を促して筋肉量を増加させたり、骨代謝を促進させて骨量を増やす働きがあるのですが、ここでは体脂肪を減らして、太りにくい身体をつくる役割に触れたいと思います。

体脂肪を減らすには、蓄積された脂肪を、分解というプロセスを経て、燃える材料に変えなければなりません。成長ホルモンには、その脂肪分解作業を促す働きがあります。つまり、成長ホルモンの分泌量が増えると脂肪の分解量が増え、太りにくい身体になるのです。しかしながら、その分泌量は10代をピークに年々減少し、40代では半分にまで減ってしまうといわれています。

したがって、大人になったら分泌量を増やすことが重要なのですが、そこには睡眠の質が関わってきます。通常、食べ物を消化するには4時間ほどの時間を要します。本来、眠るときには体温が下がるのですが、寝る前に食事をとると、体内で消化活動をするので体温が下がらず、眠りが浅くなってしまうのです。そのため成長ホルモンの分泌量が減少し、脂肪の分解量が減ってしまうのです。

ですから、肥満解消や体形維持をめざしているなら、寝る直前の食事がよくないのはいうまでもありません。夜遅い食事をするメリットは、何もないのです。

食品添加物は百害あって一利なし

これは個人的な感想ですが、食事に対して「おいしい」と感じる若い世代が減ってきているのではないかと思うことがあります。

味覚がおかしくなったり、「おいしい」と感じなくなったりした際に、よく亜鉛不足を指摘する向きがあります。

味覚は、舌の表面やのどの奥に備わっている味蕾《みらい》によって知覚されます。味蕾はいくつかの味細胞が集まったもので、この味細胞を通じて人間は味を感じています。この味細胞が生まれ変わっていくために必要な材料が亜鉛で、その不足によって味覚障害が起こることはよくある話です。

ただし、亜鉛はそれほど希少なものではなく、魚介類にたくさん含まれています。そのほかにも牛肉や豚肉、大豆など、かなり広範の食品に含まれ、私たちがごくふつうの食事をしているかぎり、味覚障害が起こるほど不足する栄養素とはいえません。

実は、ここで問題にしなければならないのは、加工食品に含まれているポリリン酸などの食品添加物だと思います。加工食品は防腐効果や色みなどの保持のために、さまざまな食品添加物が使われています。そのうちのひとつ、ポリリン酸は、亜鉛の吸収を妨げる副作用を持っているのです。

加工食品の例としては、ハムやベーコン、ソーセージ（魚肉ソーセージも！）やスライスチーズ（ナチュラルチーズはOK）、ちくわやかまぼこ、はんぺんなどがあります。

私が勤める研究所で食事指導を受けるクライアントの中で、自分で料理をつくるような前向きな気持ちを持っている人はなかなかいません。食事といえば、いきおい出来合いのお弁当やラーメン、カレーライスといった外食になりがちです。外食チェーンの食材にはやはり添加物が加えられていることが多いのですが、もともと亜鉛が足りないところに、ポリリン酸やフィチン酸によってさらに吸収を阻害されているケースが多いのではないかと思います。

食事指導をしているクライアントほどには加工食品や外食に頼っていない、一般のビジネスマンの中にも、私は、似たような理由によって亜鉛不足を起こしている人が少なくないのではないかと推察します。つまり、ポリリン酸などの食品添加物によって、食べているはずの亜鉛が体内に吸収されていないということです。

若者世代を中心に、食事をしていても何となくおいしそうな顔をしていない人が増えていると感じるのも、このあたりに理由があるのではないかとも考えます。

解決策としては、第一に加工食品をできるだけ食べないようにすること、第二には亜鉛を多めにとるように気をつけることです。亜鉛を多く含む食品は、牡蠣、シジミ、うなぎ、牛肉、チーズ、レバー、卵黄、大豆、納豆などです。

思い出していただきたいのですが、子どものころに、いろいろな料理をはじめて食べたとき、「おいしい」とか「まずい」とか強烈に感じなかったでしょうか。

たとえば、私の知り合いの男性は、小学生低学年ではじめておそば屋さんのかつ丼を食べたときのえもいわれぬおいしさを、いまも鮮烈な思い出として記憶しています。それが彼にとってのおいしいの基準となり、おいしい料理を食べるときは、子ども時代にはじめてかつ丼を食べたときのおいしいという記憶がよみがえり、いっそうおいしく食べられるといいます。

おいしく食べることができれば、身体の栄養の消化吸収もよくなり、元気度も増します。「おいしい」という実感をとり戻すためにも、亜鉛を多めにとり、加工食品ではない食事を少しずつ増やしていただきたいものです。

疲れた日には胃腸に負担をかけない食事をとる

誰でも年に数回は、本当に疲れたと思う日があるでしょう。たとえば、見知らぬ土地で一日忙しく移動したり、慣れない仕事で重いものを何度も運ばなくてはならなかったり、その最中は懸命に立ち働いてみたものの、終わってみるとぐったりというのは、私もときどき経験することです。

身体を酷使すると、ビジネスマンはたいてい「スタミナをつけなくちゃ」と、ステーキやとんかつなどこってりした食事に傾きます。そういうものを食べると精がつき、疲労が回復するというイメージがあるからでしょう。

たしかに若いときは、そういうものでスタミナを回復したことでしょう。高校のクラブ活動でへとへとになると、たいていの若者はお肉が食べたいと思ったはずです。良質なたんぱく質は筋肉の素ですし、ビタミンやミネラルも豊富ですから、体力の回復にはうってつけだったに違いありません。

しかし、当時から10歳あるいはそれ以上も年をとってしまった社会人となると、昔のようにはいきません。疲れたときは、スタミナ定食とか、スタミナ料理という言葉につい惹かれてしまうでしょうが、脂っこいものをがっつり食べるのは少々考えものです。なぜなら、スタミナだと思って食べたのに、脂肪のとり過ぎや糖質のとり過ぎがかえって疲れを生み、なおさら翌日の体調を崩しかねないからです。

身体を酷使して疲れたときは、さっぱりした食事をとることが大切です。身体が疲れているときは、胃腸も疲れており、食べ物の消化そのものは軽めにしたほうが疲労回復にはいいからです。

さっぱりした食事が嫌いな人は、実はさっぱりした食事がもたらす疲労回復効果を経験したことがない人だといえます。疲れたときにさっぱりした食事をとると、翌日の気分も体調も快適だということを一度実感すると、自分が好きな食事についての思い込みは劇的に変化するものです。

それは、疲れているときに、普段食べつけない食べ物を食べたくなることからも理解できることです。たとえば、酢の物が嫌いな人が、急にワカメとキュウリの酢の物を食べたくなったり、ほうれん草が嫌いな人が、急にほうれん草のソテーを食べたくなったり。

こうした突然の「食べたい！」は、身体がそこに含まれる栄養素を欲しがっているために起こります。身体を酷使して疲れたというのは、いつもの身体の状態とは違うわけですから、必ず何か必要な栄養素が足りなくなっています。そのため、身体がそれを補給したいと訴えて、いつもなら食べない物を食べたくなるわけです。

疲れたときに自分が食べたくなる物を知ることとは、とても大切なことです。身体の求めに応じてそれを食べていると、やがてそれが「おいしい！」と思う好物になり、食べ物に対する頑なな思い込みがほどけてきます。

読者のみなさんはすでにいくつか心当たりの食べ物を持っていることでしょうが、そうした食べ物のレパートリーが増えていくと、好きな食べ物の幅がぐんと広がっていきます。それが偏りがちな食生活を変えてくれる原動力になってくれるのです。

コンビニご飯では何を選ぶべきか

仕事が忙しくて、ランチに行く時間がないというビジネスマンも多いでしょう。ですので、コンビニやファストフード店などで手っ取り早く食事をするときに、気をつけたほうがいいことをご紹介しておきます。

まずコンビニで何を買うか迷ったときは、「おにぎりと、たんぱく質がメインの肉や魚のおかず」、より身体にいいのは「○○品目弁当」「野菜○○gとれる弁当」などの商品を選ぶことです。「おにぎりとおかず」を選ぶときは生のサラダか、インスタントの味噌汁を足すとよりいいでしょう。

お弁当やお惣菜コーナーにある「具だくさんのスープ」もおすすめです。スープの割にカロリーが高いと敬遠されがちですが、野菜ジュースではとりにくい食物繊維もきちんととれますし、加工して時間が経っているものではないので、ビタミン補給も期待できるからです。豆や鶏肉などのたんぱく質が多く入っているスープであればなおよし、です。

サラダとしてポテトサラダやかぼちゃサラダを選ぶ人もいるかと思いますが、イモ類やかぼちゃは野菜の割に糖質を多く含むので、生野菜を使ったサラダの方がいいでしょう。

食べている人をよく見かけますが、実はNGな食べ物がサンドイッチです。

コンビニのサンドイッチにはツナや卵、ハムなどのたんぱく質や、レタスやトマトなどの野菜類も入っていて、いっけんバランスはよさそうに見えます。しかしながら、それぞれの栄養素が微量な割に、脂質の量は多くなってしまうのです。

「サンドイッチは片手で食べられるから便利」という方もいるかと思いますが、その場合は、納豆巻きのような巻物タイプのおにぎりをおすすめしています。

次に、ハンバーガー系のファストフード店についての注意点をお話しします。

定番のハンバーガーとフライドポテトを注文すると、脂質だけではなく、糖質と塩分のとり過ぎが気になります。フライドポテトのかわりに、なるべくサラダを選ぶようにしましょう。

中の具についていえば、ハンバーグ系よりも、照り焼きチキンのような原形がわかる物で、揚げていない物をおすすめします。シンプルな定番のバーガーであれば、ほぼ300キロカロリー前後で収まるので、サイドメニューでサラダをプラスしてもカロリー的に安全圏内になります。ドリンクはできるだけ無糖のものを選びましょう。

次に松屋や吉野家などの牛丼チェーン店についての注意点です。

どのチェーン店もサイズが選べるようになっています。並盛りで約500キロカロリーなので、やはりスタンダードなサイズにするべきです。ダイエット中であったり、仕事での集中力を落としたくないときには、肉の量はそのままにし、ご飯の量を少なめにするといいでしょう。またセットでついてくるお味噌汁をとるよりも、ちょっと金額をプラスして、普段とりづらい根菜たっぷりの豚汁に変更するのがおすすめです。食物繊維を多くとれるので、丼のサイズを並やミニにしても満足感があります。

次に移動中に利用することが多いと思われる、立ち食いそば店についてです。

シンプルなかけそばと一緒に、卵やワカメをトッピングするのがベストです。揚げ物をトッピングしたいときは、かき揚げよりも、エビやイカなどを単品で加えた方がいいでしょう。

以上、忙しくてコンビニやファストフード店、牛丼チェーン店などを利用しなければならないときの注意点についてお話ししてきましたが、できるだけ同じお店に通いつづけない、もしくは同じメニューを頼まないことも重要です。

塩分を控えられないならカリウムを増やす

成人病の増加がクローズアップされ、いろいろな食べ物が「塩分控えめ」を売り物にしています。たしかに保存食品や加工食品は、何かと塩分が含まれており、私たちは塩分をとり過ぎる傾向にあります。

塩分をたくさんとると、次のようなことが起こります。摂取した塩分は血管の中にとり込まれますが、すると血液中の塩分濃度を抑えるために、今度は血管の中に水分がとり込まれていきます。その結果、血管の圧力が増して血圧が高くなります。

高血圧の人が塩分を控えなくてはならないのはこのためで、血圧が高くなることによって、脳の血管が破れて脳溢血を起こしたり、血流が止まって脳梗塞を起こしたりするリスクが高まります。

塩分のとり過ぎが長期的に成人病リスクを高めることは、もちろん注意しなくてはなりません。しかし、むしろ私がここで強調したいのは、塩分がもたらす、より短期的な影響です。

すでに述べたように、塩分を摂取すると、交感神経が優位に立ち、気分を高揚させるよう働きます。

クライアントの中には、塩分不足がもとでやる気が出ないということもあり、塩分をとった方がいいというケースがあります。前向きな考えを持つためには、脳の働きが活発であることが大前提ですから、塩分をとった方が有効という人も当然いると思います。ただし、ふつうのビジネスマンであれば、塩分が不足している人はほとんどいないと考えておかなくてはなりません。外でとる食事は、塩をふんだんに使っているものしか見当たらないからです。

塩分の高い食事をとると、先の血圧が高まるメカニズムが働いて、血流が滞ります。

すると、脳を活発に働かせるという大前提が崩れてしまいます。気分は高揚しますが、脳はまともに働かないという状態になるわけです。昼食を外食やコンビニ食ですませる人には、午後に仕事の能率が上がらないというケースがけっこう目立ちますが、その大部分は塩分のとり過ぎが原因なのではないかと、私はにらんでいます。

かといって、昼食を食べないわけにはいきません。手作りのお弁当というのも、なかなかできない相談でしょう。そこで、どうすればいいか。私のおすすめは、昼食にカリウムを多めにとることです。

カリウムは、人間に必要なマクロミネラルのひとつです。マクロミネラルというのは、人の体内にたくさん存在するミネラルのことで、カリウム、ナトリウム、マグネシウム、カルシウムなどがあります。体内のミネラルの量は互いにバランスをとっており、塩分、つまりナトリウムが増加すると、その過剰なナトリウムを排泄しようとします。

そして、ナトリウムを排出するときに必要な栄養素が、カリウムなのです。

カリウムは、野菜や果物、海草類、納豆や味噌などの大豆製品に多く含まれています。

外食で昼食をすませている人は、食後に近所のスーパーマーケットでオレンジやネーブル、グレープフルーツやキウイフルーツをひとつ買って食べるだけでも体調はかなり違ってきます。最近はコンビニにもカットフルーツが置いてありますから、それを利用するのもいいことです。

カリウムは、あらゆる食品に豊富に含まれていますが、より新鮮なものの方が、含有量は多くなります。その意味で、旬の果物や野菜を生で食べるのがおすすめです。

騙されたと思って、ぜひ一度、食後に果物をとってみてください。そして、それを習慣にしてください。午後の仕事の能率が格段にアップすることを、必ず実感していただけると思います。

質のよい油をとると、思考が柔軟になる

人のすべての細胞膜は、主にリン脂質によってつくられています。

もちろん、脳の神経細胞の膜も脂質でできており、細胞膜がきれいな状態でなければ、本来届くはずの神経伝達物質もうまく届いてくれません。神経伝達物質が正常にやりとりされなければ、脳は正常な指令を出すことができなくなり、それがひどい場合には、

うつなどの症状が現れることになります。

細胞を大事にしなくてはいけません、という話をすると、たいていは、「へえ、そんなもんですかね」と、みなさんなかなかピンと来てもらえません。

でも、考えてみてください。

細胞というのは、生命の基本単位です。細胞が正常に働かなければ、人間は何もできなくなります。

細胞の再生がうまくいかなくなれば、その部分が壊死します。

また、細胞間の神経伝達ができなくなれば、触っても何も感じなくなるのです。

逆に、年齢を重ねても、ケア次第で脳細胞が増えることはあるのです。

いくら肉眼で見ることはできないからといって、細胞のケアを軽視するのは「かなりやばい」といわなくてはなりません。

そこで、どうすれば細胞の働きを健康に保てるかについて、お話ししましょう。

アンチエイジングという言葉を聞いたことはないでしょうか。若い世代の人はあまり関心がないかもしれませんが、一言でいえば、これは老化を予防し、美しく健康的に歳をとるということです。

たとえば肌の老化には、3大原因があると考えられています。

ひとつは乾燥です。肌で説明するのがわかりやすいと思いますが、高齢者の肌がカサカサになるのは、保水力が衰え、皮膚が乾燥するからです。

次が、光老化です。これは日焼けによる老化です。

私たちの肌は、日光の中の紫外線を受けると日焼けを起こします。夏に海水浴をして日に焼けると、そのうち黒くなった肌がむけ、3カ月もすると元どおりになります。しかし、これは元気いっぱいの若いころの話でしかありません。年齢とともに、焼けた肌はなかなか元のようには戻らなくなり、紫外線を受けた部分にシミやソバカスができるようになります。高齢者の人の顔に見られる紫斑《しはん》がこの光老化によるもので、洋服で守られていない顔の部分に集中的に現れるわけです。

3つめは何かといえば、酸化です。酸化する理由については詳細を省きますが、これはストレス、飲酒や喫煙、紫外線、放射線、食品添加物などによって生じる、いわば身体のサビです。肌の老化の8割がこの酸化によってもたらされている、ともいわれています。

アンチエイジングというのは、肌の老化の3大原因をできるだけ避け、美しく健康的に歳を重ねることを提唱しているわけです。

本書はアンチエイジングがテーマではありませんが、ここで注意しなければならないのは、肌で起こることは全身で起きている、ということです。なかでも、酸化は、細胞レベルでも日々起こっています。

たとえば、悪い油をとると、細胞膜がサビつきます。細胞膜がうまく再生できるような質のよい油を補給しなければ、そのサビつきは治りません。サビついた細胞をそのまま放置しておくと、神経の伝達はどんどん悪くなってしまいます。その結果、見た目の健康も、精神的な反応も、冴えない人になってしまうのです。

ここでいう質のよい油とは、DHA（ドコサヘキサエン酸）とEPA（エイコサペンタエン酸）のことです。オメガ3系の油ともいわれ、イワシやサバなどの青魚、大豆などに多く含まれています。

健康には植物油がよくて動物油が悪いという認識の方が多いと思いますが、植物油だから体によいという認識は誤りで、油のとり方も重要になってきます。身体によいといわれるオリーブオイルは、油の中でも加熱によって酸化しにくいものに位置しますが、基本的にはどんな油も、揚げ物に使うよりはドレッシングに使った方が効率的です。

脳の神経細胞の膜をきれいに保つことができれば、判断力や思考力などもアップします。ＤＨＡやＥＰＡは、血液をサラサラにする効果も非常に高く、肉体的な若さを保つ意味でも努めてとるようにしたいものです。

できる人は例外なく、「よく嚙んで食べている」

上司とのパワーランチや出先で「ご一緒にどうぞ」と振る舞われた食事など、何を食べるか選択のしようがない局面があると思います。

出てきたものがバランスのとれた食事なら問題はありませんが、予想外に脂っぽいものだったり、動物性たんぱく質皆無の仙人料理だったり、「え？　これですか」というものを食べなくてはならないときもあるはずです。

もちろん黙って食べざるをえないわけですが、そういうときにでも、身体にいい食べ方があります。それは、よく嚙むことです。

物を食べると、コレシストキニンという物質が十二指腸から分泌されます。これは消化酵素の分泌を促す物質で、食べた脂肪や分解されたたんぱく質のアミノ酸などによる刺激によって出るのですが、嚙むことによってより多く分泌することがわかっています。

よく嚙んで食べることが大切だといいますが、これはその刺激によって、コレシストキニンをはじめとする消化吸収に必要な物質の分泌を促し、胃腸の負担が減るため、消化吸収がよくなることが理由です。

さて、選択のしようがない食事をよく嚙んで食べるメリットは、消化吸収に関することではありません。

嚙むことによってより多く分泌されるコレシストキニンは、実は脳の働きにいい影響を与えます。たとえば、効率よく記憶する、学習するということに効果が出ますし、脳全体をうまく働かせる作用がありますから、大きなことに判断を下したり、抽象的な物事を考えたりするためには、うってつけです。

また、コレシストキニンは脳内のドーパミンの作用を抑える働きがあるため、不安感が和らいだり、とリラックス効果もあります。

もちろん、よく噛むことはどんな食事に対してもできることです。その意味では、いつでもよく噛んで食べることが必要ですが、選択のしようがない食事のときはとくにこのことを意識して、よく噛んで食べるようにしたいものです。噛む回数は、一口で30回。そこまでできなくても、最低20回は噛むように心がけてほしいと思います。

朝の果物は投資効果がとても高い

朝食に果物をとる効果についてはすでに述べましたが、再び強調しておきたいのは、果物の投資効果です。

普段私たちは、朝食にいったいいくらくらいのお金を使っているでしょうか。菓子パンひとつにインスタントコーヒーだと150円くらい。トースト、ハムエッグだと200円くらい。平均的には300円程度ではないでしょうか。

食事にお金をかけないという人が増えている一方で、私たちはサプリメントやビタミン剤にはけっこうなお金をかけています。ビタミンCなら月に1000円くらいしますし、ビタミンBや鉄など、いろいろ合わせると、月に3000円くらいかけているのではないでしょうか。一日に100円は使っている計算です。

サプリメントやビタミン剤は、もちろん効果がないわけではありませんが、本当は食事でとることが一番よく身体に吸収されます。ところが、食事で十分にビタミンやミネラルをとろうとすると、食事そのもののグレードを上げることになり、一日100円の予算ではなかなか実現させることができません。そこまで厳密に考えてはいないでしょうが、みんなその点にうすうす気づいて、サプリメントやビタミン剤に流れているわけです。

ところが、ひとつだけ、値段の割にとても大きな効果が見込めるものがあります。それが果物なのです。

スーパーマーケットの果物売り場を眺めると、たとえばイチゴがひと山500円とか、ブドウがひと山800円とか、けっこうな値段がついています。多くの男性は「高いな」と敬遠するに決まっています。なにせ、自分の昼食にかけているお金と同じか、それ以上の金額になるわけですから、身体にいいとわかっていてもなかなか手が出せません。

しかし、果物が高いといっても、一度にそれを全部食べるわけではありません。朝食の食卓に載せるのは、一日100円分くらいのものです。朝それを食べるだけで、酵素が身体の内側をきれいにしてくれますし、ビタミンCも十分にとることができますから、実は果物はとても投資効率のよい食べ物なのです。

そして、その効果をさらに高めるのであれば、朝食での摂取が一番おすすめです。昔から「朝は金、昼は銀、夜は銅」といわれていますが、どんなに身体によいものでも、消化に負担をかけない日中にとるのがよいでしょう。サプリメントやビタミン剤にかけているお金で果物を買って、ぜひ朝の食卓に載せることを実行してほしいと思います。

男性の中には、よくお腹をいっぱいにすることの投資効率を考える人がいます。同じ500円で食べられるなら、牛丼よりもラーメンと半ライスと餃子の方がいいという選択がそれです。

しかし、少ないお金でお腹をいっぱいにするというのは、20代初めまでの下宿暮らしの学生のような考え方です。社会人として、毎日をビジネスの現場で闘っていかなければばならない社会人は、その手の投資効率から、よりよく闘うための投資効率に、そろそろ考えを切り替えなければならないはずです。

投資効率を切り替えることは、闘うための食事のルールの基本です。その第一歩が、朝食の果物なのです。

仕事が立て込んでいるときにコーヒーを飲むのはNG

どうしても明日の午前中までに資料をとりそろえておかなければならないなど、徹夜で仕事をしなくてはならない機会が、たまにはあると思います。「たまにじゃないよ、しょっちゅうだよ」という声が聞こえてきそうですが、そういう読者の方々にとっては、私の提案はさらにためになると思います。

それは、深夜のコーヒーについてです。

ニューヨークの金融街で栄養指導を行っているヘザー・バウアーとキャシー・マシューズという栄養士が書いた『ウォール・ストリート式ダイエット』（阪急コミュニケーションズ）という本の邦訳が、２０１０年秋に出ました。その中に、体内の水はその２〜３％

でも失われると眠気が出る、ということが書いてありました。

私たち日本の栄養士の間でも、水分不足による血流の滞りが身体のだるさをもたらすというのは常識です。2〜3％という数字の根拠になるデータを調べてもなかなか見つからないのですが、たしかに人間の体重に占める水分の割合は、成人で体重の60〜65％ですから、トイレに何度かいけば、そのうちの2〜3％はすぐ失われることになります。それがだるさや眠気をもたらすことは、日米で一致しているわけです。

そこで、私も、徹夜をするときは水分を意識して補給しましょうと、つねづねアドバイスをしているのですが、ここで注意しなくてはならないのがコーヒーの存在です。

コーヒーのカフェインには、覚醒効果があります。しかも、それは即効性のものですから、私たちは徹夜で眠くなると、ついコーヒーに手を出してしまいがちです。

しかし、コーヒーのカフェインには利尿作用があり、コーヒーをがぶ飲みすると、すぐにトイレに行きたくなるのも事実です。その結果、コーヒーで覚醒したものの、一方では水分が排出されて、だるくなったり眠くなったりするのです。

そもそもカフェインは、継続的な疲れを回復させる栄養素ではありません。それは単に交感神経を刺激して、疲れたという感覚を麻痺させるだけのものです。すぐにまた眠くなるため、徹夜する人は、次から次にコーヒーを飲むことになります。利尿作用はそのたびに働いて、結局、体内の水分はどんどん排出され、身体はだるくなり、眠気も増すという悪循環です。

結論をいえば、徹夜するときにコーヒーを飲むと、かえって能率は落ちます。だるくなったり、眠くなったりしないためには、水を飲むことです。オフィスに水がない場合は、カフェイン抜きの飲み物をとりましょう。それが、追い込みの仕事を時間内に完成させる秘訣です。

また、手っ取り早いからと缶コーヒーを飲む方も多いと思いますが、缶コーヒーは砂糖と乳脂肪が多く含まれます。缶コーヒーは眠気覚ましになるどころか、身体に悪い成分を多く含んでいるので、なるべく控えた方がいいでしょう。

ちなみにコンビニで売っているノンカフェインの飲み物は麦茶、黒豆茶、甜《てん》茶、杜仲《とちゅう》茶などになります。

スポーツドリンクは仕事の効率を下げる

ビジネスは闘いだ、という意識があるせいか、デスクワークに従事する人たちの間でもスポーツドリンクが全盛です。

人間は一日に1・5〜2リットルの水分を補給する必要がありますが、スポーツドリンクの愛飲者の中には、そうした飲料によって、その全量を補給している人もいます。

スポーツドリンクは、運動で急激に汗をかく人のための飲料です。最近では、夏場の熱中症対策などにも重宝され、また人気のスーパー銭湯などでも大量に消費されていると聞きます。たしかに体内への吸収がいいスポーツドリンクは、大量の汗をかくシーンにはもってこいでしょう。

しかし、注意すべき点もあります。

スポーツドリンクでは、塩分や糖分が体内へ早く吸収されることが特徴です。激しい渇きや脳の酸欠を防ぐ目的から、そうした役割と機能が備えられています。

ここで問題になるのは、スポーツドリンクに含まれている糖分です。

私は先に、ブドウ糖は脳のエネルギー源であるといいました。脳を働かせるためには、ゆっくりと血糖値を上げることが効果的であるという話も紹介しました。しかし、吸収の速さというスポーツドリンクの機能によって血糖値が急激に上がるため、脳に与える影響を小さく見積もることはできません。

典型的な影響は、空腹時に糖分をとったときに起こるシュガーハイです。これは、血糖値が急上昇することによって、脳に高揚感が生まれ、さらに甘い物を求める状態のことです。

たとえば、お腹がすいているときにビスケットをつまんだら、食べるのを止められなくなり、ついにお腹が気持ち悪くなるまでビスケットを食べつづけてしまった、という経験はないでしょうか。後になって考えれば、どうしてこんなに食べてしまったのだろうかと不思議でならないわけですが、食べている最中は、脳が「もっと、もっと」と求めつづけているわけです。

食べつづけるだけならまだましですが、糖分を過剰に摂取すると、異常にハイテンションになったり、あるいはイライラしたり、感情の起伏が激しくなったりします。

スポーツドリンクが必ずシュガーハイを起こすとはいいませんが、そうなる可能性は常につきまといます。ただでさえ糖分のとり過ぎは、脳の正常な働きを阻害しますから、吸収の速い余分な糖分はとらないに越したことはありません。

結論をいえば、スポーツドリンクは、デスクワークをしているときには不要です。激しい運動をする人ならば、その糖分をエネルギーに変えて消費することでしょうが、たとえば金融マンで一日パソコンに向かっている人がそれを摂取しても、脳がうまく働かなくなるだけの話です。脳に栄養を与えようとするなら、食事できちんと炭水化物をとることが一番の方法です。

また、オフィスでのどが渇いたときは、スポーツドリンクではなく、水を飲むようにしましょう。

ゼロカロリー飲料は身体に悪い

空調の入ったオフィスは、冬は暖房、夏は冷房で乾燥し、何かとのどが渇きます。

そのせいか、オフィスでひっきりなしに飲み物を飲む人が目立ちます。先ほどは、スポーツドリンクを飲む人の話でしたが、今度はゼロカロリー飲料を飲む人向けの話です。

一日に何本も飲料を飲む人にとって、ゼロカロリーは救いのように思われています。甘い飲み物でもカロリーはゼロですから、太らないと思い込んでいるのです。

しかし、ここで一考していただきたいのですが、色がついた味のある飲み物で、ゼロカロリーというのはどういうことでしょうか。たしかに、熱量がないことに異存はありませんが、いったい何を飲んでいるのか、考えたことはありますか。

メーカー側は、それをおいしく飲ませるために、人工甘味料や添加物、着色料など、たくさんの食べ物でないものを混ぜています。大きく健康を損なうようなものではないかもしれませんが、そういうものをとって、身体の調子がよくなると考えるとしたら、それは間違っています。どこかの遊園地で羽を伸ばしているときならともかく、一日元気に仕事をしようとしているのであれば、人工甘味料や添加物、着色料などをたやすくとるべきではありませんし、ましてや習慣にするなんてもってのほかです。それは栄養素ではありませんから、身体の内側のどこかによくない影響を与えていると考えなくてはいけません。

同様に、酒席で糖質オフやカロリーオフのお酒を注文する人も目立ちます。本人としては、ダイエットのつもりでしょうが、これについても同様のことがいえます。本来糖質やカロリーがあるお酒と同じような味にするために、ほとんどの製品が人工甘味料などの添加物を使っています。そのような物を飲んで、翌日の目覚めがいいとは、私はとても思えません。

また、アルコール自体が代謝、排泄、解毒など大切な機能を担う肝臓へ負担をかけるにもかかわらず、そこに添加物を足せば負担はさらに大きくなります。

カロリーオフ、カロリーゼロの飲み物をとっている人にかぎって、「たくさん飲んでも大丈夫」と常飲している人が多いので注意が必要です。

そもそも、ゼロカロリーや糖質オフ、カロリーオフの飲料は、本当においしいでしょうか。

たとえば、ビールです。本当のビールを飲んだときの馥郁《ふくいく》たる味わいは、糖質オフやカロリーオフでは味わえません。

もちろん、ビールは税金が高くて、たくさん飲むことができないという思いがあることは頷けます。しかし、わずかに安いからといって、糖質オフやカロリーオフを飲んでも、本物を飲んだときの満足感は得られません。私は、量を飲もうとするよりも、たとえ量を飲めなくても本物を飲んだ方が、「お酒を飲んだ、おいしかった」という満足感ははるかに上ではないかと思います。

しかも、本物のお酒には、本来の自然の栄養素が入っています。自然の栄養素ですから、アルコールをとり過ぎないかぎり、体調が悪くなることもありません。身体に悪いものは口に入れない方がいいですし、ダイエットが目的ならば、ほかにもっと効果が上がる飲み方があるはずです。たとえば糖質が多い醸造酒（ワインや日本酒）ではなく、糖質が少ない焼酎のような蒸留酒を選ぶのもひとつの方法です。

日常の健康管理のためにも、元気に仕事を遂行し、ゼロカロリーや糖質オフ、カロリーオフの飲料は飲まないようにしていただきたいと、いつも私は思います。それが、本当に必要な栄養素をとったときに、心からおいしいと思えるようになるためのコツなのですから。

第五章

局所にダイレクトに効く食材の話

目の疲れはストレス過多のシグナル

仕事でも家庭でも情報機器に囲まれている現代人にとって、目の疲れはつきもののようになっています。

たとえば、目の乾きを治そうと眼科で診てもらうと、「あ、ドライアイですね」と軽く診断され、とるに足りないことのように扱われてしまいます。

年齢的にまだ若いのに目が乾いてよく見えなくなるわけですから、本当はたいへんなことだと思います。ところが、あまりにもドライアイが急増しているせいでありふれた症状として扱われ、点眼薬の処方でもう終わりです。なかには、生涯ドライアイとつき合っていかなければならない人もいますから、注意して自分の目を守っていかなければならない時代になったと、つくづく思い知らされます。

目の疲れを訴える人が急増している理由は、私たちが目を酷使しているからです。目を過酷なストレスにさらしている、といってもいいでしょう。

その昔、江戸元禄年間の日本で、大衆向けの出版物がはじめて大流行した時期があります。それまで書物といえば、偉い人たちが読む記録書や思想書、あるいは取り決めが書かれた実用書ばかりでした。そういう書物は、ほぼ100％手書き写本だったわけですが、浮世絵の登場以来、俗に黄表紙といわれる大衆向けの印刷出版物が一世を風靡するようになったのです。

黄表紙は滑稽画の中に登場人物のせりふを描いた、現代でいえば漫画本のようなものです。お金に余裕のできた江戸の庶民は、新しい黄表紙が売りに出されると、先を急いで買い求めたといいます。

実は、大衆向けの出版物が大流行した江戸後期のころ、江戸の庶民の中に近眼が急速に増えています。具体的にどのくらいの割合で増えたのかという数字は残されていませんが、「黄表紙を読みふけっているうちに目が悪くなった」「眼鏡を使用するようになった」という記述はあちこちに残っています。

こうした記録に接すると、人間の目がいかに弱いものであるかということに気づかされます。もともと目は、遠くを見ることは得意ですが、根を詰めて近くのものを見つめることに適した特性を持っていないのかもしれません。

デスクワークが中心の現代人は、遠いところを見てばかりでは仕事をすることはできませんから、最初から目を悪くしやすい環境に生きているといえます。そこにパソコンとのにらめっこという、さらなるストレスが重なります。私たちは二重の意味で、目を酷使しているわけです。

人間が生きるうえで必要な情報の8割は、視覚によってえられています。そのため、不調が症状として現れやすい器官といえます。

目が疲れてくると、たとえば肩や腰がこるなど、それが次第に身体のあちこちの不調につながっていきます。つまり、目の疲れは、そろそろ身体が限界にきていることのシグナルと捉えることができます。

同時に、それは目や身体が必要とする栄養素が足りなくなっていることのシグナルでもあります。目が疲れてきたら、食事に注意して、栄養をとらなくてはいけないということです。

現代人の目の栄養補給で私が最も大切だと思うものは、ビタミンCとビタミンAです。まずビタミンCですが、これは〝眼科で〟処方されることもあります。たとえば、長時間パソコン作業をしている人の血中ビタミンC濃度を測っていくと、それがどんどん減っていく様子がわかります。ピントの調節機能は自律神経の働きによっていますが、ビタミンCが不足すると、明らかにその機能が弱まっていくわけです。

ビタミンCが抗ストレス性を強化するために欠かせないことはすでに紹介しましたが、目を酷使すること自体がストレスですから、そのストレスに対抗する手段は、やはりビタミンCをとる以外にありません。そして、ビタミンCを十分にとると、その抗ストレス作用によって自律神経の働きが回復していくのです。

次に、ビタミンAは、目の粘膜を強くする働きがあります。ドライアイや、目の乾きによる視力低下の予防には、とくにビタミンAを意識してとることが大切です。

ちなみに、うなぎやレバーなど動物性食品に多く含まれるビタミンAは、どのような調理法でもよく吸収されます。

一方で、モロヘイヤ、ニンジン、かぼちゃなどの緑黄色野菜に多く含まれるβ—カロテンは強い抗酸化力を持ち、体内で必要な量だけをビタミンAに変換してくれる優れものです。通常、ビタミンAは、とりすぎると体内に蓄積し、過剰症につながりやすいという欠点があるのですが、β―カロテンは必要量だけを変換してくれるので安心です。

またビタミンAは脂溶性のため、炒め物にしたりして油と一緒に調理すると、吸収率が高まります。

目の疲れに効くものでは、このほかにもブルーベリー、ナス、ブドウ、紫イモ、紫キャベツなど、一般的に紫色や黒色（濃い紫）の食品に含まれるポリフェノールの一種、アントシアニンや、肉や大豆たんぱくに多く含まれるビタミンB_1、ビタミンB_2があります。

アントシアニンには網膜に栄養を運ぶ毛細血管の血行を高める効果が、ビタミンB_1とビタミンB_2には、視神経や目の筋肉の疲労を解消する効果があります。4つのお皿で考えて、しっかりと食事をし、その上でサプリメントをとるとすれば、それは決して悪いことではありません。

これは余談ですが、欧米人が描く眼鏡をかけた日本人のイメージは、実は黄表紙が生まれた江戸時代後期に横浜の外国人居留地で暮らしていた欧米人が、原型をつくったのではないかと考えられています。彼らは、居留地内で発行した新聞や雑誌の挿絵に眼鏡をかける日本人の姿をくり返し描いており、それを本国にも送っていたからです。

その一方で、本に夢中な庶民がいる日本の社会に対しても、彼らは驚きの目を向けています。庶民が印刷出版物にうち興じるような世の中を、見たことがなかったのです。

この伝統が現代の日本に引き継がれているとすれば、今度こそ私たちは目の健康を守りながら、知的好奇心を満たしていかなければならないと、強く思わないわけにはいきません。

冷静に判断したいときはイカやタコ、貝類をとる

ものづくりでもサービス業でも、ビジネスマンは仕事で常に判断を迫られます。

大きな決断をするときの鉄分の効用についてはすでにお話ししましたが、日常的な判断業務に効果を発揮する栄養分というものもあります。

それは、タウリンです。

私たちの脳細胞の神経伝達物質には、気分を高揚させるアクセル系の物質と、気持ちを鎮めるブレーキ系の物質があります。

アクセル系が勝っている人は、イケイケであったり、短気だったり、イライラしている感じになり、ブレーキ系が勝っている人は、引っ込み思案であったり、優柔不断であったり、受け身な感じになりがちです。どちらが勝っていても、人間の思考と行動はバランスのとれたものにはなりません。

こうした人間の2類型は、一般的には性格的なものだとして、あまり問題にされることはありません。性格を直すには時間と本人の努力が必要で、簡単には修正できないと考えられているからです。

もちろん、性格的なことが簡単に直るとはいいません。とはいえ、栄養素によって簡単に修正できる面があることも事実です。なぜなら、タウリンには神経伝達物質の調整役としての交感神経を抑制する働きがあるため、交感神経が過剰に働くことで生じるアクセル化を防ぐことができると考えます。

一方で、体内のタウリン量が豊富にあると神経伝達物質が増加するので脳がすっきりした状態になります。

タウリンを十分にとっていれば、性格的にアクセル系の人でも、じっと冷静に物事を判断することができます。逆に、ブレーキ系の人でも、ずばっと正鵠《せいこく》を射た結論を下せるようになります。

　もちろん、判断のためには、そのための知識と技術が必要ですが、そうしたものを学ぶときも、タウリンが足りている人は他人に流されずによく考え、深く理解して自分の中にしまい込むことができるように思います。実際、私の周囲にいるビジネスマンの中には、思考と行動がタウリンの摂取によって改善したという人が何人もいます。

　アクセル系の人もブレーキ系の人も、一度タウリンを十分にとって、仕事に臨んでみることを、私はおすすめします。ご本人には意外なことでも、いままでとは違った考えを導くことができたり、かつてない思慮深さや大胆さを生みだしたりするのではないかと思います。

　タウリンは、イカやタコ、魚の血合いや貝類に多く含まれています。

　とくに、冷静な判断が必要なときや、大事なプレゼンの前には、意識してタウリンを摂取することによって、いい結果が生まれやすくなると私は思います。

物忘れがひどい人はレシチンをとるべき

レシチンという物質があります。

これは、生命の基礎物質ともいわれ、細胞膜の50％、脳の40％、血管の90％を構成するといわれる物質です。特に、レシチンは体の各器官から脳へと情報伝達する働きとも深く関わり、神経伝達物質アセチルコリンの原料となる点も重要です。

レシチンが不足すると、細胞は自らをうまく再生できなくなります。その結果、免疫力が低下したり、疲労感が出たり、生活習慣病を誘発したりします。また、レシチン不足によって脳の血管に疲労物質がたまり、ストレス性疾患や精神疾患にも陥りやすくなるという影響もあります。

認知症の人の脳内のレシチン量を調べると、通常より減少していることが指摘されています。レシチンは、記憶や認知という脳の機能と密接に結びついているのです。

その意味で、レシチンの摂取は、記憶を強化することにつながります。物忘れが激しくなったり、記憶力が衰えてきたりというときは、レシチンをたくさん摂取することによって、その回復をはかることができます。また、より高い記憶力を身につけたいというときも、レシチンの摂取によって高い効果を期待することができると思います。

レシチンは、卵の黄身、大豆、小魚、レバー、うなぎなどに多く含まれています。記憶力は、あらゆる勉強、あらゆる技術習得の根本に位置づけられる力ですから、ぜひこうした食材をとって、その向上に役立ててもらわなくてはなりません。

さて、困ったことに、レシチンそのものを体内で産生する力は、年齢とともにどんどん失われていきます。加齢が進むにしたがって、体内でつくることのできるレシチン量は少なくなる一方なのです。

その意味で、ある程度の年齢になった人は、脳の活性化をはかるためにも、努めて食べ物からレシチンをとるようにしなくてはいけません。レシチンは、外見と精神の若さを保つうえでも大いに役立ってくれるはずです。

自己嫌悪に陥ったら味噌汁を飲む

仕事でしくじったり、大切な相手からの信用を損なったり、仕事をする上で自己嫌悪に陥ることは、たびたび経験することだと思います。

そんなとき、たいていの人はお酒を飲んで気を紛らわせようとします。たしかに、お酒を飲むと気分が高揚し、つらいことが吹き飛ぶことも多いと思います。

ところが、あまりに激しい自己嫌悪に陥ったときは、強いお酒でもそれを紛らわすことができなくなります。言い知れぬ悔しさが突き上げてきて、飲んでも飲んでも、それは決して消えません。私も経験がありますが、「にがい酒」といわれるものが、これに当たるのでしょう。誰しも、あんな経験は二度とコリゴリと思ったに違いありません。

逃れられない自己嫌悪に陥ったときに効果があるのは、お酒ではなく、味噌汁を飲むことです。味噌汁の方が、はるかに癒し効果が高いからです。

こんなに嫌な気分で味噌汁なんか飲めるか、という気持ちはわからないでもありませんが、これもぜひ騙されたと思って、一度実践してみることをおすすめします。

なぜ味噌汁に癒し効果があるかといえば、味噌にはメチオニンという物質が多く含まれているからです。

メチオニンは、必須アミノ酸の一種です。メチオニンには、肝臓にたまった脂肪を分解したり、コレステロールの蓄積を抑制したりする作用があり、一般にはこの肝機能を保護する効果の方が注目されています。

その一方、神経伝達物質にはアクセル系とブレーキ系があることを述べましたが、メチオニンはブレーキ系の鎮静効果をもたらします。そのため、抑うつ症状の治療においても、メチオニンに即効性があることがよく知られているのです。

お酒で紛らわすことのできないほどの自己嫌悪に陥ったときは、早々に酒場から引き揚げましょう。そして、味噌汁を飲むのです。深酒なんかするよりも、気分はずっと軽くなってくれるし、寝つきもよくなるはずです。

メチオニンは、味噌のほかに牛乳、チーズ、レバーなどに多く含まれています。イライラして眠れないときに、よく牛乳を飲む人がいますが、それもまた、カルシウムの鎮静効果だけでなく、メチオニンの働きが大きいのです。

二日酔いは食べ物で治す!

二日酔いの朝、読者のみなさんはどう対応していらっしゃいますか。

これは男性が中心になりますが、とても食事をとれる状態ではなく、ただひたすら水を飲むという人がけっこう多いように思います。なかには、とにかく熱い風呂に浸かって汗をかき、酒臭さを抜くという人もいます。あまりお酒が強くない人が深酒をした翌朝は、仕事にならないのが恒例のようです。

私の祖父は、二日酔いの朝は無理にでも食事をしなさい、とよくいっていました。第二章で紹介した米村さんも、「頭に半鐘がなっていても、必ず食べる」といっています。これは昔からの知恵で、食事をした方が二日酔いは治まりやすいのです。

なぜ、二日酔いの朝は無理にでも食事をした方がいいのかといえば、大きく2つの食材に理由を求めることができます。

ひとつは味噌汁です。

味噌には、コリンという物質が多く含まれています。とり過ぎたアルコールは肝臓に脂質として蓄積しますが、コリンは脂肪としての蓄積を止め、分解して体外に出す働きを持っています。インスタントでもいいので味噌汁を一杯でも飲むと、二日酔いが早めに治ってくれるのです。

もうひとつは、梅干しです。

梅干しや柑橘類に含まれるクエン酸は、肝臓の働きを高め、胃の不快感も解消してくれます。

昔の朝食は、それこそ地味飯でしたから、味噌汁と梅干しはつきものだったと思います。味噌汁を飲んでご飯を食べ、梅干しをかじってご飯を食べをくり返しているうちに、朝食を食べると二日酔いが治ることを実感したに違いありません。

ところが、現代の朝食は、味噌汁や梅干しと無縁のパン食が中心になっているため、朝食を食べると二日酔いが治ると誰も思わなくなったのです。トーストとハムエッグ、コーヒーという食事に二日酔いを改善する栄養素は何も入っていませんから、それも致し方のないことです。

とはいえ、二日酔いに効く栄養素はこれでわかりましたから、これからは深酒した翌朝は、ぜひ味噌汁や梅干しをとるようにしていただきたいものです。アルコールを抜くことに四苦八苦するよりも、ずいぶん簡単に二日酔いも治り、頭もはっきりするし、体も軽くなります。

味噌汁を飲むときは、できれば具にアサリかシジミを選ぶのがいいと思います。アサリやシジミにはタウリンが多く含まれていますから、その働きによって肝機能の回復がより早まるからです。

また、梅干しだけでなく、クエン酸がたくさん含まれている柑橘類、たとえばレモン、オレンジ、グレープフルーツなどを一緒に食べるようにしてください。ひと手間かけられるのであれば、氷と一緒にジューサーにかけ、フルーツジュースにして飲むのも悪くありません。

二日酔いを治すための材料を、とにかく無理にでも身体の中に入れてあげることに専念してほしいものです。

肩こり、腰痛も食事で治る

ご存じのように、肩こりや腰痛は、血行不良が原因で起こります。筋肉が縮こまることによって血行が悪くなり、そのまま放っておくと肩や腰がこり固まって痛みが出てくるわけです。

肩や腰の筋肉がこったときに、ふつうの人がどのように対応するかというと、マッサージをしてもらいに行きます。物理的な力を加えて筋肉をほぐしてもらうと、そのときはとてもよく改善するわけですが、また元の木阿弥《もくあみ》に戻ってしまいます。

なぜこのようなことになるのかといえば、筋肉が緊張するもともとの原因を取り除くことはできていないからです。

現代人の肩こりや腰痛の原因は、ほとんどがデスクワークに起因しています。デスクに置かれたパソコンの画面と向き合い、長時間にわたってじっと座った姿勢をとっているため、肩や腰はひどく緊張を強いられています。

しかも、キーボード操作やマウス操作は、なおさらよくありません。前方に突き出した形の両腕を肩で支えつづける格好になっていますから、肩にこりが生じるのは当然で、ひどいときには首にもこりが及んできます。肩や首がこれば、それだけ頭部の血流が悪くなり、眼精疲労も起こります。目の疲れがストレスによってもたらされることは第四章で説明しましたが、肩こりや腰痛も基本的にはストレス過多が大きな要因です。

肩こりや腰痛を治すための栄養素としては、ストレス抵抗力を増すためのビタミンCがまず必要です。ビタミンCが不足すれば、ストレスに抗《あらが》う力が失われ、筋肉はより小さなストレスを受けるだけで縮こまってしまうようになるからです。逆に、ビタミンCを十分にとることでストレス抵抗力が増せば、いつもと同じデスクワークをしていても、筋肉が元に戻らないほどこるということもなくなります。

実際、肩こりや腰痛の症状を自覚する人も、ひどくこる日と、ぜんぜんこらない日と、日によってこり方が違うのではないかと思います。おそらく、それはストレス抵抗力のある日とない日の違いだと考えられます。さまざまな知人に聞き取りをしてみると、みなビタミンCと肩こり・腰痛との関係に心当たりがあるようですし、私の個人的な経験でも、ビタミンCが十分足りている日はそんなにこりません。一方で、それが不足気味の日は自覚症状が出るほど、こるときがあります。

ビタミンCが肩こりに効くという説は、あまり人口に膾炙《かいしゃ》していません。ですが、目の疲れと同じで、ストレス抵抗力が増せば自ずと筋肉の疲れ方が違ってくるのは道理です。肩や腰がこる人は、まずたくさんの果物や野菜からビタミンCをとることが一番ではないかと思います。

ビタミンCを積極的にとることで、活性酸素を撃退して毛細血管を健やかに保ち、結果として血流を改善するうえでも肩こりに有効といえます。

さて、ビタミンCをとることができたら、次に必要なのはビタミンEです。ビタミンEは、血管を健康に保ったり、コレステロール値を下げたりする効果のほか、毛細血管の血流をよくする働きもあります。肩こりや腰痛は、筋肉が縮こまって血行が悪くなることが原因ですから、悪くなった血行を改善するための栄養素をとることです。ビタミンEは、大豆やナッツ類、青魚などに多く含まれています。

また、ビタミンAも重要です。ビタミンAは、すでに述べたように目の粘膜などを丈夫にする働きがありますが、じつは、ビタミンC、Eとともに抗酸化作用を持つビタミンです。抗酸化作用とは、一言でいえば、酸化によってつくられる体内のサビをきれいにする働きのことです。ビタミンAは、目の疲れのところでも述べたように、動物性のものはうなぎやレバーなどに多く含まれ、植物性のものは黄緑色野菜に多く含まれています。

この3つのビタミンは、相互に効果的に働いて、新陳代謝や血行を促進させる働きがあります。肩こりと腰痛に悩まされている方は、とくにビタミンCとビタミンEによる改善効果をご自身でたしかめていただきたいと思います。

便秘を解消すれば脳の働きはよくなる

便秘は食事によってある程度改善できるものです。

たとえば、男性はこれまで便秘が少ないとされてきました。なぜ便秘が少ないかというと、どんぶり物などを好んで食べることからもわかるように、お米をたくさん食べていたからです。穀物には食物繊維がたくさん含まれていますから、便の滞りはほとんど起こりません。女性に便秘が多いのは、穀物をとる量が少ないことに主な原因があるのです。

ところが、最近は、若い男性を中心に、便秘に悩む人が少しずつ増えてきました。

不思議に思って、食事記録をつけてもらうと、そういう男性の共通項があることがわかりました。問題は、朝食です。

排便の生理は、朝起きて食べ物をとると胃腸が動き出し、便意をもよおして、それが排便を促すという単純なメカニズムで成り立っています。朝起きてしっかり食べると、強い便意が起こります。

朝食を菓子パンなどですませる人や朝食を抜く習慣のある人が、便意をもよおさないわけではありませんが、しっかり食べる人と比べると、我慢ができるほど弱い便意といわなくてはなりません。そして、実際に我慢して通勤電車に乗り、会社で仕事についてしまうわけです。

最近の男性は、女性がそうであるように、会社ではなかなか大便ができないようです。かつての男性ビジネスマンなら大手を振ってトイレに行っていたと思いますが、最近は男性も周囲の目を気にする傾向が強まっています。そのため仕事中に便意をもよおしても、これもまた我慢することが多くなっています。そうやって、徐々に便秘になっていくわけです。

考えてみれば、これは女性の便秘と同じパターンです。

たとえば、女性の場合、ダイエットのために食べる量が減り、その量が本人にとって基準になってしまっています。朝食は抜き、昼食は軽食、夜は夜でレトルトのソースを使ったパスタのみという食生活では、便になる材料さえ食べていないわけです。これでは便秘が進むだけですが、男性にもこうした状態に陥っている人が増えている気がしています。

考えられる原因は、主食の米粒を抜くことで圧倒的に食物繊維の量が減ったり、朝食抜きによって便意がもよおしにくくなったりすることです。

便秘に悩む男性は、30分早く起きてしっかりした朝食をとることで、スムーズに排泄が終わるという理屈は、頭では理解しています。そうすることで快適な一日を過ごせることもわかっているはずです。ところが、私がアドバイスしても、しっかりとした朝食をとる毎日になかなかなってくれません。

長時間の残業が当たり前になっている昨今、それだけに朝はぎりぎりまで眠っていたいと思うのかもしれませんが、しっかりとした朝食をとるために、きっぱりと生活習慣を改善してはどうでしょうか。東洋医学では、便が滞ると気の流れが滞るといわれます。朝の排便をうまくコントロールすることができるようになれば、仕事の能率もはるかに向上するはずです。

また、脳と腸は相互に影響を与えあう相関関係にあり、自律神経でつながっているため、ストレスを受けると腸の運動にも支障をきたします。

逆にいえば、不健康な食生活によって腸内環境が悪くなると、それに比例して脳の環境も悪くなるのです。つまり、ただ脳によいものをとっているだけでは問題ないとはいえず、腸が正常に消化吸収できる状態になっていなければならないのです。

したがって、便秘ならびに腸内環境の改善により、脳の働きがよくなるということも覚えておいていただければと思います。

できる男はセックスも強い

実際にセックスレスのご夫婦がどのくらいいるのかわかりませんが、一般に、日本人男性はセックスが弱いといわれています。ストレスに原因を求める説や、共働きに原因を求める説などがよくとり上げられますが、なかなか簡単には解明できません。うつになるとEDになりやすいことからも、精神的なものが大きな影響を与えていることはたしかでしょう。また、夫婦別寝室に見られるように、共働きで夫婦のコミュニケーションが少なくなっていることも大きいと思います。

より若い世代においては、女性とつき合うのは何となく面倒という男性が増えているともいわれています。その昔は、彼女の一人ぐらいいなければ男性として見下される風潮があったわけですが、いまは彼女がいない方がいいという感覚が生まれつつあるようです。

セックスに強い男性というのは、女性から見てやはり魅力的です。頼もしさや生命力の強さを感じますし、人生を切り開いていく力があるようにも思います。

動物の社会を見ても、あらゆる生存競争は、オスとしての強さに集約されています。生き残って集団のリーダーになるオスは、メスにとってもオスにとっても魅力的な存在であり、その魅力が集団や社会を導いていくわけです。

日本人も、これからはとくに、そういう魅力を持つ男性がたくさん登場していかなくてはいけません。年々競争が激しくなる社会で勝ち抜くためにも、日本人ひとりひとりが胸に誇りを抱いて生きていくためにも。

その意味で、私は、食事と栄養面で少しでも工夫していただきたいと思います。セックスに強くなる栄養素というのは、実際にあるからです。

それは、タウリン、亜鉛、そしてムチンです。

すでに何度か登場しているタウリンは、人体に最も多く含まれているアミノ酸の一種です。

身体中、タウリンを必要としないところはないわけですが、それはとくに心臓と脳にたくさんあり、強壮作用を持っています。タウリンがたくさん入っていることをセールスポイントにしている滋養強壮ドリンクがありますが、肉体的なあらゆる面で元気の源になってくれるわけです。タウリンは、すでに述べたように、イカやタコ、魚の血合いや貝類などに多く含まれています。

また、亜鉛は、性ホルモンを正常化させる働きを持っています。ずばりいえば、精子をつくる働きを促進させます。性欲が弱くなったというときは、性ホルモンの分泌が正常になされていないことも考えられますから、亜鉛をとることはとても大切です。亜鉛を多く含む食品は、これもすでに紹介したことですが、牡蠣、シジミ、うなぎ、牛肉、チーズ、レバー、卵黄、大豆、納豆などです。

最後のムチンは、強精作用を持った物質です。

このムチンがどういう物質かというと、糖とたんぱく質が結合してネバネバしている物質です。たとえば、納豆のネバネバはムチンの代表格でしょう。あるいは、オクラのネバネバもそれです。ヤマイモ、サトイモ、ナメコなど、ネバネバする食品はけっこうありますが、すべてムチンです。このほかに、うなぎや昆布にも含まれています。

昔からヤマイモ、納豆、うなぎには強精作用があるといわれてきましたが、それらに共通するのはムチンなのです。

食事指導で私がおつき合いしている、ある社長さんは、地味飯が主体の食事をなさっていますが、納豆、ヤマイモ、うなぎのいずれかが頻繁に食事記録に登場します。

その方は、とても朗らかなタイプの方で、社員からも頼られる兄貴分的な存在ですが、あるとき休憩の合間の雑談で、その方は、60歳を過ぎたいまも一日に連続4回のセックスができると何気なくおっしゃいました。そのときはびっくりしてしまいましたが、私はその方の食事記録をあらためて眺めて、「なるほどなあ」と納得がいったのです。

セックスが強い弱いは体質ではありません。

読者のみなさんも、強い男性、意欲的な男性になるために、タウリン、亜鉛、ムチンをぜひたくさんとるようにしていただきたいと思います。

終章

食事が人格をつくる

海産物や魚介類にもっと目を向けよう

私たちが何をどう食べて生きるかは、とても大きな問題です。

男性の平均寿命をかりに70歳とすれば、70年間に欠かさず三食を食べたとしても、食事をとる回数は全部で7万6650回しかありません。いま35歳だとすれば、すでに半分を使い切り、今後に食事をとる回数は4万回も残されていないということになります。

いうまでもなく、人間にとって食べることは生きる喜びです。

にもかかわらず、満足のいかない食事によって、与えられた有限のチャンスを無駄にするとしたら、それは貧しい人生です。人は生きるために食べなくてはならないのですから、バリバリ働いて、おいしいもの、身体にいいもの、元気が出るものを心から愉快に食べるべきなのです。

人間の長い歩みを考えれば、私たちがいまのように豊富な食材に囲まれていられるのは、おそらく歴史の中の一瞬のことです。いずれは気候の変化や化学汚染の影響で、当たり前に手に入れることのできたものが、手に入らなくなる日がくるかもしれません。

しかし、たとえたんぱく源は昆虫のみという世界になったとしても、人間はバリバリ働いて、そのとき目の前にある食べ物を愉快に楽しく食べていけばいいと私は思います。それが進化というものであり、未来に向かって歩むことであり、なおかつ食に対する正常な感覚だからです。

幼いころ、料理店の水槽にいるナマコを見て、その昔にこれを世界ではじめて食べた人はどんな人だったんだろうかと不思議に思った記憶があります。姿はグロテスクで、とても食べ物には見えません。味にしても食感にしても、きっとよくなかったことでしょう。それでも誰かが最初に食べ、それを見た次の人が食べ、どんどん食べる人が出てくるわけです。そして、おいしく食べる調理法が考案され、時代が下ったいまでは、当たり前の食材として提供されるようになっています。

きっと人間の長い歴史の中には、消えた食材というものがたくさんあるはずです。歴史の中で食べ物も新陳代謝を起こし、古いものは消え、新しいものが生み出されてきたのだと思います。そうやって考えると、人間はどんなときも、おいしいもの、身体にいいもの、元気が出るものを発見しながら、さまざまな困難を乗り越えてきたことがわかるような気がします。

そして、人間は、今後もそうした歩みをつづけていくわけです。

人間は、もともと海の中で生活していた生物が進化し、陸地に上がっていまの姿になったといわれています。

その意味では、海のものを食べることは、とても大切なことではないかと思います。とくに、日本人は、獣よりも魚をたんぱく源にしてきた民族ですから、海のものは身体によく合っているはずです。

欧米風の食生活に慣れた若い世代は、どちらかというと肉を好んで食べます。たしかに、肉食が主体になって以来、日本人の体格は向上したように見えます。しかし、その一方で、欧米風の食事が盛んになって以来、アトピーやうつといった問題が顕著になりました。アトピーやうつが欧米風の食事に起因しているわけではありませんが、こうした食生活の一大変化が、プラスとマイナスの両面で、私たちの身体に影響をもたらしていることは疑いないことです。

私にいえるのは、やはりバランスのいい食事を心がけることです。

バランスには、栄養バランスもありますが、食材のバランスもあります。陸のものも、海のものも、どちらもよく食べれば、それだけで摂取できる栄養素のバランスもよくなります。

とくに海産物や魚介類は、ビタミンやミネラルが豊富です。なぜかといえば、生命が海から生まれたことが示唆するように、海はビタミンやミネラルなどの宝庫だからです。海の食材があまり好きではない人も、この本を読んでくださったことをきっかけに、海産物や魚介類にぜひ目を向けていただきたいものです。

男性のビジネスマンはほとんど関心を向けたことがないと思いますが、デパ地下や魚市場に行くと、想像以上に多種類の魚介や海産物の加工品が販売されています。食べたことも見たこともない食品がたくさんありますから、一度見に行くといいのではないかと思います。自分の知らない食材がこんなにあると気づくだけでも、食に対する感覚は変化すると思います。

おいしい食材、身体にいい食材、元気が出る食材は、実は世の中に溢れるほどあり、私たちはそのほんの一部分を知っているにすぎません。多くのビジネスマンは、スーパーマーケットに行っても過去に自分が食べてきた食材にしか目を向けないせいで、食材の世界が実は予想外に大きな広がりを持っていることに気づかないのです。過去と同じ料理を食べているかぎり、いま以上に健康になったり、はつらつとしたりすることはありえないことです。

食べることは生きることであり、前進することですから、読者のみなさんも新たな食の世界を広げていくことが必要です。

意識して食事をすると、舌が肥える

味というものにも、実は世界があります。

食材や料理の味もそうですが、ここでいうのは、記憶の中の味の世界です。

食べることは記憶をつくることだと、よく指摘されることがあります。たとえば、料理人にとって料理とは舌の記憶である、というように。

私たちは普段おいしいものを食べたときに、その「おいしかった」という記憶は、わずか数日間、残っている程度のものでしかありません。とくに料理をつくる機会の少ない男性は、料理の味をいちいち吟味して記憶しておこうという意識が働かないため、なおさら記憶に深く残らないでしょう。「あの店の味」とか「あの人の手料理の味」というように、大づかみに把握できているものの、突然に目の前に同じ味の料理が出てきたときに、「たしかにあの店の味と同じだ」と認識することはほとんどできないのです。

ところが、味わうことを意識して行うと、味の記憶はずいぶん変わってきます。たとえば、目の前にサクランボがあるとします。それをひとつ口に入れて、ゆっくりと何度も噛みながら、1分間くらい舌で転がします。

すぐに飲み込んではいけません。すると、単に果物の甘酸っぱさと感じていたサクランボの味も、思っていた以上に豊かな広がりがあることを理解できるようになります。そうやって、滋養に満ちた味のふくらみと輪郭をくっきりと記憶することが、舌の記憶というものです。

このとき、心からおいしいと感じるものは、すでに述べたように身体が本当に欲している食べ物だといえるでしょう。お腹がすいているからおいしいという感覚と、身体が欲しているからおいしいという感覚は、はっきり異なっているのです。こうしてたくさんの味の記憶を持つと、食事の世界もより広がっていきます。

たくさんの味の記憶を持つことは、いわゆる舌が肥えるということです。舌が肥えているというと、高級食材や高価な料理をすぐに思い浮かべるかもしれませんが、実際はそうではありません。本当は、サクランボひとつにしても、今年のそれがいい味わいなのか、どのくらい滋養に満ちているのか、味を聞き分ける能力のことを指しています。

生きていくのにそんな能力は必要ないと思うかもしれませんが、それは誤解です。自分の五感をよく使える人は、それだけで尊敬に値します。

五感は、コミュニケーション力や交渉力、あるいは判断力や実行力、さらには決断力など、あらゆる仕事の能力の土台を構成する感覚です。わざわざスクールに通って習うようなものでないにしても、五感を磨くことはとても重要だと思います。

食事をとるときに、それが楽しくできるのですから、せっかくのチャンスを使わない手はありません。味わうことを意識するようになれば、読者のみなさんの味の記憶の世界もぐんと豊かになり、それが人生をより面白いものに変えてくれるのではないかと思います。

食事には人となりが出る

このように考えていくと、人間にとって食事は、単に栄養補給であるばかりでなく、学びの機会であることがわかってきます。

たとえば、たいていの人は、相手が話すことを聞いて、その人がどの程度の人物かすぐに理解するでしょう。なぜかというと、相手のバックグラウンドが、話し方や言葉の選び方にすべて出てしまうからです。そのため、自分よりも能力が高い相手だとか、自分よりも知識がある相手だとか、相手とほんの少し会話をするだけでふつうはすぐにピンと来ます。

だからこそ、選挙で政治家を選ぶときに、口ではどんなにいい政策を表明しても、話しぶりが悪い候補者に私たちは投票しません。「胡散臭《うさんくさ》いな」「信用できないな」と、すぐにわかってしまうからです。

食事にも似たようなところがあり、相手の食事の仕方を見ると、その人がどのくらいの人物なのか、おおよそ判定がつきます。教養の程度はどのくらいか、人格的に高潔な人物か、相手のバックグラウンドが、何をどのように食べるかということに全部出てしまうからです。そして、信頼に足る人物か、そうでないのか、すぐに理解できるでしょう。

つまり、どう食べるかは、どう話すかと同様に、人格を露《あら》わにする行為です。

バルセロナオリンピックの女子マラソンで銀メダルを獲得した有森裕子さんのご両親は、あるインタビューに答えて、こんなことをいっていました。

「食生活は人格をつくると信じていましたから、食事は必ず一緒にとる。いいものを食べるのではなく、〝一緒に食べること〟で、共に生きていくことを、知らず知らずのうちに子どもに教えることができると考えました」（「プロフェッショナルに聞く！　生きる力の育て方」スクスクのっぽくん）

いうまでもないことですが、一緒に食事をとることで教えるというのは、食事の仕方にあれこれやかましく注文をつけることではありません。箸を動かす、手を動かす、そして口を動かす。一緒に食事をとれば、あらゆる動作がお互いのコミュニケーションになり、それを通じて学びが起こるということをいっているのでしょう。

仕事ができる人は食を通じて、人格を磨く

仕事ができる人というのは、男性も女性も、何事においても学ぶことのできる人だと私は思います。

たとえば、たくさんの本を読んでも情報を吸収するのみで、そこに流れている考え方を深く自分の中に吸収しようとしない人がいます。そういう人は、たしかに情報通にはなれるでしょうが、高度な判断力や決断力を身につけることはできません。

多くの人は、情報をたくさん知っているだけで、人の優位に立つことができると考えているかもしれません。たしかに、21世紀に入ってから顕著な「由《よ》らしむべし、知らしむべからず」という政府の露骨な態度は、私たちに情報の独占こそが権力の源泉であるという錯覚をもたらします。その結果、情報さえ知っていれば、誰もがあらゆる競争で勝てると考えてしまいます。

しかし、東日本大震災以降の出来事を眺めてみると、本当の瀬戸際に立たされたときに、情報をたくさん独占している人たちには重大な判断を間違いなく下す力がまったく

備わっていなかった、ということがはっきりしてしまいました。そういう人たちと結託して大儲けをしてきたビジネスも、大損害をこうむりました。

そこに関わっている人々は一様に高学歴で、難しい試験にも受かっていることでしょうが、いまにして思えば、そのキャリアにいったい何の価値があったというのでしょうか。

食事についても、それを食べたという情報に価値はありません。

たとえば、他人から高級レストランの高価な料理を食べたという話を聞くと、「いいなぁ」と感じるかもしれません。そういうところに行く機会がない人にとっては、ベールの向こうの知られざる世界です。

しかし、本当はその事実に、とりたてて意味はないのです。味わうことや食べることの本質とは関係がないからです。それは贅沢をするだけの余裕があるという話であり、高級レストランによく行く人も、本当に高級料理を堪能しているかといえば、している人はごく一握りでしょう。

大切なのは、事実をリアリティのある経験の記憶に変えることです。高級料理を食べたのに、たいていの人は、その経験が高級レストランに行ったという事実の記憶に変わってしまいます。

本来経験というのは、何をどう食べ、それを自分の舌と身体がどう受け止めたかという、ひとまとまりのリアリティです。何をどのようにつまんで口に入れたのか、口の中に入れるとどんな感じがしたのか、嚙みごたえはどのような感じで、のど越しはどうだったか。そして、身体はその味にどう反応したのか、ほっぺたが落ちるような感じがしたか、それとも思わず笑みがこぼれるような感じだったのか、等々。

そこまでいちいち意識する必要はないかもしれませんが、おいしい食事は必ず鮮烈な記憶をあたえてくれます。たとえば、漁師さんがさっと海水をかけて渡してくれた、獲れたての牡蠣を口に入れたときのような、鮮烈な生の記憶です。人間は、リアリティのある経験の記憶を獲得すると、新しい行動をとるようになります。人間が成長するのは、行動によって鮮烈な記憶を獲得し、それが次の新たな行動を促すからです。

私は、そうした記憶を蓄えていくことが、食を通じた学びではないかと思います。そして、それを追求していくことは、人格を磨くことにもつながっていくと思います。

食事から学ぶことは、思いのほかたくさんの事柄があるはずです。仕事ができる人は、そういうところからも絶えず学びつづけ、五感を研ぎ澄まし、自分の世界を広げていく人でしょう。

何をどう食べるか。それはほんの一瞬の豊かな飽食の時代を生きる現代人にとっても、とても大切にすべきテーマなのです。

あとがき

「最近、疲れがとれないんだよね」

という言葉を聞くたび、その人の食事内容が気になってしまうのは完全に職業病だといえます。

読者の方の中には、病院にかかった際に、

「何を食べていますか？」

と医師に問われた経験はほとんどないかと思いますが、とくに原因がなさそうに見える不調や疲れ、モチベーションや仕事の効率などは、実は食事で改善できることが多いのです。

もちろん、食事がすべてとはいいません。生まれ持った体質だってありますし、ストレスの影響というものは本当に大きいとも思います。しかし一方で、そのストレスに負けないためには、とるべき栄養素があるわけです。

仕事においてリスク管理が大切なように、自身の身体のリスク管理も重要なのです。食に対する日々の意識と実践は、積立貯金のように大きな資本となってくれます。仕事ですぐに成果を出せる人が食をプライオリティの上位に挙げるのは、「立場的に時間やゆとりがあるから」ではありません。食の価値を評価しているからです。

より高いパフォーマンスで仕事をしたいと思う方にも、心身の不調を抱えて気持ちが晴れない方にも、読者のみなさんに本書をご活用いただければ幸いです。

最後にアンケートに答えてくださった諸先輩のみな様、これまで食事カウンセリングを通して関わりを持ってくださったクライアントの方々、幻冬舎の四本さん、編集協力の岡本さん、ご縁をつないでくださった児玉さん、大切なファミリーである内村さん、斉藤さん、いつも見守ってくれている家族、友人に心からの感謝の気持ちを贈ります。

2011年9月

笠井奈津子

著者略歴

笠井奈津子

かさいなつこ

栄養士、食事カウンセラー、フードアナリスト。東京生まれ。

聖心女子大学文学部哲学科を卒業後、栄養士免許取得。

都内心療内科クリニック併設の研究所で食事カウンセリングに携わり、7000通り以上の食事記録をもとに食事指導を行っている。

大手企業で食生活改善アドバイザーとして研修や講演をするほか、ビジネスマンを対象とした個人向けのプライベートカウンセリング、自己管理能力を高める経営者向けセミナーなども実施。

著書に『プロが教えるココロもからだも楽になるおうちごはん116』（扶桑社）、『子どもの「できない」を「できる」に変える子育て食事セラピー』（河出書房新社）がある。

幻冬舎新書 229

甘い物は脳に悪い

すぐに成果が出る食の新常識

二〇一一年九月三十日 第一刷発行
二〇一一年十二月二十五日 第九刷発行

著者 笠井奈津子

発行人 見城 徹
編集人 志儀保博
発行所 株式会社 幻冬舎
〒一五一-〇〇五一 東京都渋谷区千駄ヶ谷四-九-七
電話 〇三-五四一一-六二一一(編集)
〇三-五四一一-六二二二(営業)
振替 〇〇一二〇-八-七六七六四三
ブックデザイン 鈴木成一デザイン室
印刷・製本所 株式会社 光邦

Printed in Japan ISBN978-4-344-98230-7 C0295
か-15-1
幻冬舎ホームページアドレス http://www.gentosha.co.jp/
*この本に関するご意見・ご感想をメールでお寄せいただく場合は、comment@gentosha.co.jp まで。